남의
체력은
탐내지
않는다

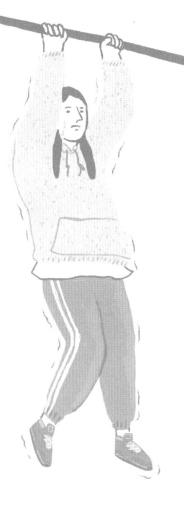

이우제 지음

다른 사람 말고
내 몸에 맞는
적정 운동 안내서

남의
체력은
탐내지
않는다

원더박스

시작하기 전에 버려야 할 생각

'운동은 힘들어야 한다.'
'운동은 많이 해야 한다.'
'운동은 아파야 효과가 난다.'

이 생각을 버렸다면,
이제 시작!

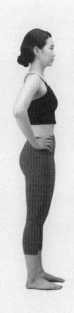

스스로에게 물어보기

퍼스널 트레이너이자 요가 강사로 일하면서 다양한 사람들을 만나고 있다. 모든 수업은 상담으로 시작하기 때문에, 나를 찾아온 사람들이 지금껏 살아온 삶의 흔적들을 조금이나마 느끼게 된다.

첫 만남에서 내가 던질 수 있는 질문은 늘 비슷하다.

"운동은 왜 하시려고요?"

그리고 내가 듣는 대답도 거의 항상 같다.

"살이 많이 쪄서요. 다이어트 하려고요."

그런데 이런 표면적인 대답은 회원들이 진정으로 원하는 것을 말해주지 않는다. 내 생각엔 그 시점에는 그들도 자신이 진짜로 무엇을 원하는지 모르는 것 같다. 수업이 진행되고 어느 정도 시간이 흘러야 처음 상담할 때는 쉽게 꺼내 놓지 못했던 그들만의 고민과 상처, 그리고 그들이 진짜 원하는 것들을 나도 그들도 마주하게 된다.

대다수 사람들이 운동을 하는 이유로 다이어트를 꼽는 게 크게 이상한 일은 아니다. 학교를 졸업하고 직장에서 일을 하다 보면 특별히 몸을 움직일 일이 없기 때문이다. 그러면서 가장 쉽게 보이는 건 늘어난 허리 둘레와 함께하고 있는 자신의 모습일 테니까.

하지만 이렇게 몸이 변하더라도 모두가 운동을 하겠다고 결심하지는 않는다. 운동을 시작하는 사람과 생각만 하는 사람이 있으며, 이 둘을 가르는 결정적인 요인은 운동을 결심하게 하는 트리거(trigger)가 있느냐 없느냐다. 그 트리거는 사람마다 제각각이고, 의외로 이 트리거가 다이어트보다 더 중요한 운동 목적인 경우가 많다. 그리고 거기엔 대체로 각자의 사연들이 담겨 있다.

왜 운동하세요?

A 회원은 오랫동안 수업을 받아 왔다. 그의 운동 목표는 늘 다이어트였다. 하지만 몸이 자주 아프고 운동 중 예상치 못한 통증이 발생하곤 했다. 트레이너로서도 고민이 많았고 직접 운동을 하는 본인 역시 답답해하며 힘들어했다. 눈에 띄는 변화가 보이지 않자 트레이너로서의 내 능력이 부족하다는 생각이 들었다. 그와 동시에 나는 스스로를 합리화하기 시작했다.

'회원님이 일상생활에서 몸 관리를 잘 못하시는 것 같네……'

'스트레스 관리가 전혀 안 되시는 분이네. 이건 내가 어찌할 수 없는

부분이니까.'

이렇게 나의 편견과 과격한 일반화가 굳어져 갈 때 즈음이었다. 그날 수업에선 모처럼 큰 문제 없이 계획했던 프로그램을 다 소화했고 A 회원의 몸도 베스트 컨디션이었다. 수업을 마치고 그가 조심스럽게 말을 꺼냈다.

"선생님, 그래도 계속 잘하고 있다고 해 주셔서 좋아요. 전에 다른 데서 PT 받을 때는 제가 운동에 소질이 없으니 다른 운동을 찾아보라는 말을 들었거든요."

머리가 하얘지는 순간이었다. 얼굴은 웃고 있었지만 마음은 불안하게 떨렸다. 어디라도 달려가 숨고 싶은 심정이었다. 그날도 수업 전에 난 이 시간이 빨리 지나가기만을 바라며 합리화와 일반화를 더 강화하고 있었다. 최소한의 예의만을 지키며 이른바 '영업용 미소'만을 유지했던 수업 후에 이런 말을 듣게 되니 당연히 부끄럽고 창피할 수밖에. 그뿐인가. 나의 잘못된 생각과 태도도 창피하지만, 그가 과거 다른 퍼스널 트레이너에게 들었다는 말은 정말이지 상식 밖 아닌가! 학교 선생님이 학생에게 넌 이 과목 공부엔 소질이 없으니 다른 과목만 공부하라고 말하는 것과 무엇이 다를까.

그 후 A 회원과의 수업은 많이 달라졌다. 대화가 더 많아졌다. 남다르게 착하고 성품이 여린 A 회원이 차마 풀지 못한 답답한 마음을 공유하는 대화가 많았다. 답이 필요한 대화는 없었다. 그냥 그간 꺼내 놓지 못한 것들을 하나둘 풀어 펼쳐 놓는 게 전부였다. 주변에서 아무 의미 없이 던지는 "살 좀 빼라."라는 말에서 시작된 그의 스트레스와 상처는 "지금 건강에 아무 문제가 없으니 편하게 선택하면 된다."라는 대안으로 치유되어 갔다. 대화가 쌓여 가는 만큼 운동 프로그램에도 진전이 있었다. 그 스스로도 일상생활에서 건강관리의 실마리를 찾았고 전보다 몸이 아픈 빈도도 줄었다. 운동 동작이 더 역동적으로 바뀌고 소화할 수 있는 운동 강도가 늘어 가니 그도 나도 자신감이 붙었다. 애초에 빼면 좋을 살이 많았던 편도 아니었지만 더 날씬해지기까지 했다.

A 회원의 운동을 도와주면서 퍼스널 트레이너이자 요가 강사로서 큰 깨달음을 얻었다. "운동은 왜 하나요?"라는 질문에 대한 답은 단순할 수가 없다. 그리고 대답을 하는 사람도 듣는 사람도 운동을 하는 진짜 이유를 단번에 알아차릴 수 없는 경우가 많다. 시간을 두고 몸을 써 보고, 그 과정에서 겪는 경험과 감정 들이 '왜 운동을 해야 했는지'를 말해 줄 수도 있다.

어떤 사람들은 너무 몸이 약해져서 여행용 가방을 옮기는 것도 부담스러워진 것이 답답했을 수도 있다. 반면에 힘도 좋고 체력도 좋은데 점점 굳어 가고 뻣뻣해지는 몸이 불편해지면서 운동 생각이 들었을 수도 있다. 1년에 한 번 받는 정기 건강검진에서 높아진 간 기능 수치나 콜레스테롤 수치가 무서워 운동을 해야겠다고 결심했을 수도 있다. 사실 이 결심을 만들어 낸 트리거가 운동의 진짜 동기가 된다. 막연하게 '살을 빼고 싶다'는 목표는 사실 사회·문화적으로 우리가 익숙하게 들어 온 운동 키워드의 '연관 검색어'에 지나지 않는다.

A 회원과 다르게 B 회원은 정말 운동을 잘했다. 다년간 요가 수련을 했고 전반적으로 활동적인 라이프 스타일을 가꾸어 온 분이었다. 그런데 그는 본격적으로 수업을 시작하기 전에 아주 재미난 요구 사항을 이야기했다.

"저는 다이어트 트레이닝은 필요 없어요. 체지방률도 측정하고 싶지 않고요."

퍼스널 트레이너를 찾아오는 사람들은 남녀노소를 불문하고, 조금 과장해서 말한다면 열에 아홉은 무조건적인 다이어트를 희망한다. 체지방률을 낮추고 몸을 더 보기 좋게 만드는 걸 바란다. 그런데 B 회원은 이런 요구가 전혀 없었던 거다. 오히려 보이는 것은 중요하지 않으니 '강하게' 만들어 달라는 것이 요구 사항이었다. '강함'의 정의를 어떻게 내려야 할지가 어려웠지만 그는 자신의 목표에 부합하는 변화를 얻어 갔다. 본래 가지고 있던 유연성을 유지하면서도 더 무거운 운동 기구를 통증 없이 더 잘 들 수 있게 되었다. 오랜 기간 해 오고 있는 요가 수련도 더 잘 소화할 수 있게 몸이 발달했다.

B 회원에게, 그래도 식단 관리를 하고 유산소 운동도 하면 체지방이 줄어서 더 좋을 것이라며 권유했다면 어땠을까? 아마 그와의 인연은 오래가지 못했을 것이다. B 회원은 나와 함께하는 운동이 괴롭고 답답했을 것이다. 자신에게 정말 필요하지 않은 활동을 강요받는 것은 괴로운 일이기 때문이다. B 회원은 자신의 몸을 바꾸고 싶지 않다고 했다. 한때

살을 빼고 모두가 선망하는 S라인을 만들려고 노력해서 그 목표를 달성한 적도 있었지만 건강하다는 느낌을 받지 못했다고 했다. 그래서 보이는 모습이 아니라 지금 있는 몸을 얼마나 자유롭게 다룰 수 있는지가 건강의 가늠자가 아닐까, 라고 생각했다고 그는 말했다.

오늘날 우리는 정보의 쓰나미 속에 산다. 운동 방법은 정말 헤아릴 수 없이 많다. 그리고 어떤 방법으로 운동을 해서 살이 빠지고 멋지게 변했다는 후기가 넘쳐 난다. 이 정보들을 접하고 있다 보면 당장 그 방법대로 해야만 할 것 같아 조급해진다. 하지만 그때 우리는 잠시 멈춰서 질문을 던져 봐야 한다. 이렇게 하는 게 지금 나에게 정말 필요한 걸까? 나를 정말 건강하게 만드는 선택일까? 정말 건강하다는 건 어떤 모습일까?

일단 해 봐.
아니, 다시 바라봐!

요즘 사람들은 해외여행도 자주 가고, 일하는 동안에도 외국인과 의사소통을 해야 하는 경우가 많아서 외국어 공부도 많이 한다. 외국어 공부를 하기 전에는 어떤 외국어를 공부할지, 어떻게 공부하는 게 맞을지, 학원에 다닌다면 어디로 가야 할지를 한 번씩은 고민한다. 공부를 시작한 다음에는, 어학 능력이 더디 늘거나 바라는 게 잘 이뤄지지 않으면 무엇이 문제인지 점검한 다음 공부 방법을 수정한다. 아주 정상적이고 일상적인 모습이다.

그런데 정말 신기하게도 운동에서는 이야기가 조금 다른 듯하다. 자기에게 필요한 게 무엇인지, 자기에게 알맞은 방법이 무엇인지 질문하지도 고민하지도 않는 경우가 많기 때문이다. 그리고 지금 하는 운동으로 만들어 갈 모습이 자신에게 이로운 것인지도 잘 따져 보지 않는다. 많은 사람들이 하는 방법, 시설, 프로그램 등을 별다른 고민 없이 따라가는 사람이 부지기수다.

새해가 되면 피트니스 센터, 퍼스널 트레이닝 스튜디오, 요가원 같은 곳엔 갑자기 회원이 늘어난다. 모두들 한결같은 새해 다짐으로 운동을 시작하기 때문이다. 더 늦기 전에 '일단 하자!'라는 마음으로 6개월, 1년씩 장기 등록을 하기도 하고, 개인 지도 수업을 30회 이상씩 덜컥 결제하기도 한다. 하지만 여름이 다가올 즈음엔 너무도 많은 사람들이 새해 초와 달라진 게 없는 일상과 자신의 몸에 놀란다.

일단 하기만 하면 될 것 같았지만 지속하지 못하는 데에는 분명 그럴 만한 이유가 있을 것이다. 우리는 이제 새로운 습관을 더하는 이 과정에서 아무 고민 없이 '일단 해 봐!'라는 마음가짐으로 시작하는 게 좋은 방법이 아니라는 걸 인정해야 한다.

그래서 이 책은 '일단 해 봐!' 대신 본질적인 질문에서 시작해 보고자 한다. 어차피 세간에 정말 많은 운동 방법과 프로그램이 공유되고 있다. 여기에 이 글을 쓰는 내가 또 다른 운동 방법을 추가해서 선택의 고민을 더할 필요는 없다고 본다. 그보다는 운동 정보를 선별하고 자기에게 맞게 선택하는 '관점'에 대해 먼저 이야기하겠다. 신체 활동과 점점 더 멀어지는 현대인들에게 건강 독립을 돕는 시작점이 필요하기 때문이다.
나에게 정말 필요한 게 무엇이고 지금 내가 어떤 상태인지를 잠시 숨 돌
리고 돌아볼 여유만 있더라도, 매년 새롭게 시작하는 반복되는 괴로움
이 조금은 가벼워질 것이다.

1

'더 많이!'를
외치면
건강해질 수 없다

직업이 퍼스널 트레이너이고 요가 강사지만 난 현재 허리 디스크 (시술이 아닌!) 수술을 받은 지 1년쯤 된 환자다. 회원들에게 창피하기도 하고 스스로의 건강관리에 실패한 것도 같아 자책감을 느끼지만 인정해야 하는 사실이다. 난 허리 디스크가 제대로 터져서 옴짝달싹 못하는 상태로 구급차에 실려 병원에 가야 했던 사람이다. 그리고 이 경험은 나부터 운동 관점을 바꾸어야 한다는 걸 깨닫게 했다.

나는 허리 디스크
환자가 되었다

운동선수 출신들만큼 놀라운 퍼포먼스는 아니지만 나는 제법 좋은 운동 수행 능력을 가진 사람이었다. 케틀벨 지도자 과정 실기 시험을 어렵지 않게 통과했고 갱신 테스트를 여러 차례 소화했다. 한 팔로 체중 절반의 무게를 머리 위로 들어 올릴 수 있었고, 한 팔과 한 다리만으로 몸을 지탱하고서 팔굽혀펴기를 할 수 있었다. 24킬로그램 케틀벨을 머리 위로 한 번에 들어 올리는 케틀벨 스내치 동작을 5분 동안 100회 이상 할 수도 있었다. 힘만 센 게 아니라 잘 뛰고 오래 움직일 수 있는 체력을 지니고 있었다. 동시에 머리 위로 팔을 뻗어 등 뒤에서 발을 잡는 어려운 요가 동작을 소화할 만큼 유연했다. 발레리나 출신 요가 강사들에 비하면 부족한 면이 있었지만 아사나를 못하는 편은 아니었다.

문제는 나의 운동 수행 능력을 과신하게 되면서 점점 스스로에게 '예외'를 적용했다는 데 있었다.

'난 이렇게 적당히 몸을 풀어도 괜찮아. 유연하거든.'

'난 좀 더 버텨도 괜찮아. 힘이 받쳐 주거든.'

회원들에겐 "무조건 많이 한다고 좋아지지 않습니다."라고 말하면서도 나는 예외라고 생각해 쉬는 날 없이 매일 조금이라도 몸을 썼다. 그리고 나는 버틸 수 있으니 남보다 좀 더 해도 괜찮다고 생각하며 무리수를 두기 시작했다.

'난 유연하니 본 운동을 바로 해도 돼.'라고 생각하며 곧장 근력 운동에 들어가 무거운 무게의 바벨을 메고 스쿼을 하고 케틀벨로 마무리 운동을 한 뒤, 곧장 이어서 요가 아사나 연습을 했다. 근력 훈련을 한 뒤라 몸이 뜨거워져 있으니 별다른 준비 과정이 필요 없다고 느끼며 앞으로 뒤로 연신 척추를 움직여 대며 깊고 깊은 아사나의 세계를 탐닉했다. 어떤 날은 발을 머리 뒤에 걸고 신난다며 굴러다녔고, 또 어떤 날은 몸을 비틀어 다리 위로 팔을 감아 등 뒤에서 맞잡고 더 유연해졌다며 좋아했다. 그렇게 2년 이상을 반복했다. 난 튼튼하고 유연하니 더 많이 해도 잘 버틴다고 생각했다.

2018년 말부터 이상한 조짐이 왔다. 오래 앉으면 왼쪽 엉덩이가 아팠다. 그래도 나는 허리 디스크에 문제가 생길 사람이 아니니 오래 앉지 않고 자주 움직이면 풀릴 것이라 착각했다. '더 많이' 움직이고 '더 많이' 몸을 풀어 주면 해결될 것이라고 여겼다. 아침에 잠에서 깰 때마다 절뚝거리는 상태가 될 때까지도 이 생각을 버리지 못하고 '더 많이'의 착각을 이어 갔다.

병원에 갔을 땐 이미 늦어 있었다. MRI를 찍고 주사 치료를 받아도 상태가 악화되어 효과가 없었다. 통증은 점점 심해졌다. 급기야는 아예 누워서 몸도 못 돌리는 상태가 되었다. 일반적으로 허리 디스크, 즉 추간판이 제 위치에서 밀려나거나 또는 나처럼 파열되었다 해도 가만히 누워 있거나 안정을 취하고 있으면 통증이 잦아들기 마련인데, 몸을 더 많이 풀면 될 거라고 착각했던 무지 때문에 내 허리 신경에 걷잡을 수 없는 스트레스와 염증을 불러온 것이다. 가만히 누워 있어도 견디기 힘들 정도로 아픈 상태가 되니 대안이 없었다. 결국 태어나 처음으로 수술을 받게 되었다.

좋은 운동으로
나쁜 몸을 만드는 방법

어머니는 주기적으로 나와 파트너에게 매실청을 만들어 주셨다. 우리는 매실차가 소화를 돕고 열이 날 때도 좋다고 여겨 과식을 하거나 감기 기운이 있을 때 한 잔씩 타서 마셨다. 특히 파트너가 매실차를 즐겨 마셨는데, 어느 날엔가 매실차를 마신 뒤에 오히려 속이 더 쓰리고 아프다고 했다. 그즈음 파트너는 스트레스를 많이 받고 있었다. 그래서 소화가 잘 안 되고 속이 불편할 때가 많았는데, 그때마다 꿀과 매실청을 같이 물에 타서 마셨다고 했다. 나는 꿀과 매실이 둘 다 속에 좋은데 왜 더 아플까 의아했다. 함께 찾은 병원에서 내과 선생님은 위염 증상이 있을 땐 매실이 오히려 증상을 악화시킬 수 있다고 말씀했다. 위염 증상이 없는 평상시엔 위에 좋을지 몰라도 염증이 있을 땐 다르다는 설명이었다. 매실도 좋고 꿀도 좋았지만 타이밍이 나빴던 것이다.

우리는 흔히 좋은 것끼리 결합하면 더 좋아질 거라고 생각을 한다. 하지만 결과는 그와 정반대인 경우가 있다는 걸 경험을 통해 알고 있다. 몸에 좋은 온갖 채소를 다 넣어 끓이면 정말 먹기 어려운 정체불명의 무언가가 탄생하는 것처럼.

내가 꾸준히 하고 있는 케틀벨 또는 바벨을 이용한 근력 운동이나 몸을 다양하게 움직이는 요가 아사나는 모두 좋은 신체 활동이다. 시간이 걸린다 뿐이지, 누구든 제대로 배우고 꾸준히 반복한다면 더 건강해질 수 있다. 하지만 이 좋은 운동들을 한꺼번에 많이 한다고 몸이 건강해지는 것은 아니다.

수술을 할 지경에 이르러서야 나는 문제가 있었다는 걸 깨달았다. 하지만 주변 트레이너들도, 담당 주치의도, 알고 지내는 물리치료사들도 정확한 원인을 알지는 못했다. 운동 자세도 좋은 편이었고 일상생활을 하는 자세가 나쁘지도 않았기 때문이다. 나는 발병 원인과 해결 실마리를 찾고 싶어서 척추와 관련된 자료들을 더 찾아보며 공부했다. 그러던 중 세계적인 척추 전문가 스튜어트 맥길 박사의 인터뷰와 강의에서 이런 내용을 만났다.

"스트렝스 훈련을 하고 있는데 요가도 하고 싶다면 이 둘을 분리해야 합니다."

근력 운동은 무거운 운동 기구를 활용한다. 그러면 척추에 중력 방향으로 부하가 더해져 추간판이 압박을 받게 된다. 운동을 마친 후 적절히 휴식을 취하고 이완하면 이는 크게 문제가 되지 않을 것이다. 하지만 이미 허리 디스크에 압박을 받아 스트레스에 취약한 상태에서 척추를 비틀거나 앞으로 과도하게 구부리게 되면 이야기가 다르다. 자칫 척추에 심각한 손상을 유발할 수 있는 것이다. 나는 근력 운동을 마친 직후 몸을 푼다며 척추를 비틀고 앞으로 동그랗게 구부린 채 굴러다녔다. 구조상 비틀기에 특히나 취약한 척추에 아주 나쁜 운동을 반복했던 것이다.

만약 내가 보다 현명하게 운동했더라면 근력 운동을 하지 않는 날 요가를 하거나 두 운동 사이에 시간을 충분히 뒀을 것이다. 같은 날 하더라도 각각의 강도와 양을 다르게 했을 것이다. 하지만 나는 과신했고 자만했다. 나는 더 많이 해도 된다고 착각했고, 언제라도 할 수 있을 때 두 가지를 몰아서 했다. 힘세고 유연하기까지 한 놀라운 몸을 가질 것이라 기대하면서. 하지만 근육은 버텼을지라도 내 척추는 견디지 못했다.

각각의 좋은 운동이 서로 시너지가 나려면 적절한 조율이 필요하다. 프로 운동선수가 비시즌에 요가를 하며 몸이 굳지 않게 관리하면 도움이 되겠지만, 시즌 중반에 매일 강도 높게 요가를 한다면 오히려 쉽게 부상당할 수 있다. 실제로 프로 선수들은 운동을 많이 해야 할 때와 어떤 운동을 많이 해야 하는지를 구분할 줄 안다. 아는 대로 하지 결코 무리를 하지 않는다. 하지만 운동 마니아들은 운동 과정에서 자신의 운동 수행 능력이 향상되거나 몸에 변화가 느껴질 때 '나는 좀 다르다!'는 착각에 빠진다. 이 착각은 '더 해야 할 때'와 '덜 해야 할 때'를 구분하지 못하게 한다.

'더 많이'보다는 '더 좋게'

내가 존경하는 멘토와 그분의 선생님이 들려주신 이야기가 있다. 어떤 목표를 달성하기 위해 100이란 노력을 기울인다고 해 보자. 이 중 목표를 달성하는 데 실질적인 기여를 하는 노력은 몇이나 될까? 50? 80? 사실은 고작 20에 지나지 않는다고 한다. 그럼 나머지 80은 무엇일까? 그냥 노력? 아니면 단지 경험? 그도 아니면 20과는 아무런 관계가 없는 무엇? 놀라지 마시라. 목표 달성에 기여하지 못하는 80은 실질적인 도움이 되는 20에 오히려 방해가 될 수도 있다.

예를 들어 보자. C라는 사람이 체지방 감량을 위해 운동을 시작하기로 결심했다. 이 사람은 퍼스널 트레이너에게 체계적으로 운동 지도를 받기로 한다. 그런데 주 2회 운동 지도만 받아서는 모자랄 것 같다는 생각이 들어 남는 시간엔 근처 수영장에 가서 수영을 하기로 했다. 정리하면 화·목요일에는 개인 트레이닝, 월·수·금요일에는 수영을 하는 것이다. 그런데 그래도 살이 빠지지 않는 것 같아 퇴근 후에 조깅도 더했다. 이렇게 하면 몸 상태가 더 좋은 쪽으로 더 빨리 변

할까? 우리는 대체로 그럴 거라고 생각한다. 더 많이 노력할수록 더 좋은 결과를 얻게 된다는 상식을 의심하지 않기 때문이다. 하지만 20 이상의 노력은 오히려 중요한 20을 갉아먹기 시작한다.

생리적으로 몸은 '더 많이' 운동하는 만큼 '더 많이' 쉬어야 한다. 그래야 운동으로 인한 손상이 더 강하게 회복되어 더 건강해진다. 하루는 24시간으로 정해져 있다. 그 안에서 우리는 먹고 일하고 운동하고 자는데, 운동에 20 이상의 노력을 하려면 운동 외 나머지 목적에 쓸 시간을 더 줄이는 수밖에 없다. 20만큼의 운동에 쓸 시간도 어렵게 마련한 우리는, 그럴 때 먹고 쉬고 자는 시간을 비롯해 일상을 편안하고 즐겁게 해 주는 일들의 비율을 줄이겠다고 계획한다. 일하는 시간을 줄이기란 현실적으로 여간 어려운 게 아니기 때문이다. 그렇다면 그런 몸과 그런 생활 방식이 과연 건강하고 행복한 걸까?

다른 건 제쳐 두고 운동만 놓고 보더라도, 운동 외 나머지 시간을 어떻게 보내는지, 특히 어떻게 쉬는지가 운동 효과에 적지 않은 영향을 끼친다. 운동만 생각해서는 운동을 통해 이루고자 하는 목표를 이루기 어려울 수 있다는 얘기다.

따라서 운동 '양'을 늘리기보다는 목표 달성에 기여하는 20의 '질'을 어떻게 높일 수 있는지를 고민해야 한다. 그러자면 운동 방법도 중요하고 프로그램도 중요하지만 그보다 더 근본적인 게 있다. 몸 쓰는 방식을 올바르게 재정립하는 것이다. 스스로에게 질문을 던져보자. 멋진 운동복과 운동화에만 신경을 썼지, 자신이 달리고 걷는 자세를 다듬는 데는 소홀하지 않았는지. 소셜 미디어에 남길 운동 인증

샷은 고민했지만 운동할 때 어떻게 숨을 쉬었는지 기억이 나는지. 운동할 때 무언가 불편했지만 아픔 없이 얻을 수 있는 것은 없다고 믿고서 몸의 반응을 그냥 지나친 적은 없는지.

예나 지금이나 피트니스 센터나 공원에서 사람들이 가장 많이 하는 운동은 걷기다. 걷기가 운동이 되어야 할 만큼 현대인이 약해졌다는 뜻인 동시에, 걷기가 누구나 할 수 있는 신체 활동이라는 증거다. 그런데 그냥 걷기만 하면 건강해질까? 트레드밀(러닝머신) 위에서 구부정한 자세로 스마트폰을 들여다보며 걷는 사람이 적지 않고, 공원에서 이른바 파워 워킹으로 과격하게 걷는 사람도 많다. 이런 자세로 더 많이 걸으면 건강해질까?

몸을 더 많이 움직여야 건강해질 것이었다면 공사장에 가서 벽돌 나르는 일을 하루 종일 하는 게 최고의 운동일지도 모른다.

몸은 건강한 방식으로 써야 건강해진다. 따라서 우리는 몸을 '잘 움직이는 연습'을 먼저 시작해야 한다. 숨쉬는 것부터 시작해 걷고 뛰고, 앉고 서고, 밀고 당기는 인간의 원초적인 움직임을 돌봐야 한다. 이런 기본적인 움직임을 간략하게라도 이해한 바탕에서 그걸 적용해 꾸준히 운동한다면, 어떤 기구를 사용하고 어떤 프로그램을 따라가더라도 목표한 바를 어느 정도 이루게 될 것이다. 뛰어난 전사는 무기를 가리지 않는다. 무기를 사용하는 법이 아니라 싸우는 원리에 주목하기 때문이다. 운동도 마찬가지다. 그래서 '힘의 학교'라 불리는 스트롱 퍼스트(Strong First)에서는 이렇게 말한다.

"One mind, any weapon."

운전은 가족에게 배우면 안 된다고 한다. 기능적 움직임 평가 시스템을 고안하여 전 세계를 돌며 강의하는 리버튼 박사 역시 이렇게 말했다.

"당신의 배우자는 트레이닝시킬 수 없을 겁니다!"

웃기기만 한 말이 아니다. 나는 그의 말에 진심으로 공감한다. 내 파트너는 내가 운동에 관해 하는 말을 절대 듣지 않기 때문이다. 내가 퍼스널 트레이너이자 요가 강사로, 심지어 요가 지도자들의 선생님으로 활동하고 있음에도 파트너는 다른 필라테스 스튜디오에 가서 수업을 듣는다. 처음엔 답답하고 화도 났는데 나중에는 그 이유가 궁금했다. 그래서 물었더니,

"난 그냥 생각 없이 따라 하는 게 좋아. 운동을 공부하기는 싫어."

라고 답하는 게 아닌가! 아닌 게 아니라 나는 전문 용어를 자주 섞어 가며 운동을 길게 설명하는 타입이었으니, 파트너의 반응이 이해가 간다.

먹고살기도 힘든 세상에서 일 생각만으로도 머리가 아픈데 운동 공부를 반길 사람이 얼마나 되겠는가. 선수도 아니고 지도자도 아닌데 뼈 이름과 근육 이름, 관절의 움직임까지 공부하며 운동하기란 쉽지 않은 일이다. 그래서 나는 고민하기 시작했다. 어떻게 하면 이해하기 쉽게 정보를 전달할 수 있을까? 소설이나 에세이, 인터넷 기사를 읽듯이 슥 보기만 해도 운동할 때 그 내용들이 떠올라 참고할 수

있게 할 수 있는 방법은 없을까?

　그래서 이 책에서는 운동할 때 알아 두면 좋을 기본적인 내용들을 되도록 일상 언어로 풀어냈다. 그리고 평소 우리가 늘 하고 있어서 이해도 쉽고 적용도 쉬운 동작들을 중심으로 이야기를 펼쳐 나갔다. 잘 하기만 하면 만병을 치유한다는 호흡과, 특별한 신체장애가 없다면 누구나 할 수 있는 걷기부터 시작해서, 근력을 사용하는 조금 더 복잡한 움직임까지 설명을 확장해 나갔다. 단순히 운동 기술을 나열하고 방법을 설명하는 데서 그치지 않고, 몸이 움직이는 원리를 이해할 수 있도록 했다. 운동하라고 다그치지 않고, 일상의 소소한 움직임들을 다시 바라볼 수 있도록 하는 데 초점을 두었다. 읽고 난 뒤에 어떤 운동을 하든 배우고 싶고 스스로 실행할 수 있는 마음이 커질 수 있도록 도우려 했다. 이 모든 정보들을 바탕으로 독자 여러분이 스스로 자기만의 답을 찾아가도록 하는 것이 이 책을 쓰는 나의 최종 목표다.

2

숨쉬기,
가장 원초적인 것에서
시작한다

'운동해야겠다!'라고 결심을 하고 나면 대부분 어떤 운동을 할 것인가를 고민한다. 요가원을 알아보기도 하고, 근처 피트니스 센터를 찾아보거나 주변 사람들이 하는 운동도 수소문해 본다. 자기에게 맞는 운동은 무엇이고, 그것을 어떻게 시작해야 하는지 차근차근 고민하기보다는 일단 무엇이든 시작하려고 든다. 그럴 수 있다. 지금까지 생각만 하고 실행에 옮기지 않았다는 반복되는 후회들이 우리를 실행 쪽으로 계속 떠밀기 때문이다.

하지만 앞서 이야기했듯이 좋은 운동으로 나쁜 몸을 만들 수 있다. 어떤 운동을 선택하든 어떻게 나를 챙겨야 할지 잠시 멈춰서 생각해 보지 않는다면, 무엇을 하든 좋은 운동 효과를 경험하기 어려울 수도 있다.

숨쉬기 먼저 할게요!

C 회원의 이야기를 해 보려고 한다. C 회원은 무슨 운동을 하든 언제나 '목'이 아프다고 했다. 앉았다 일어나는 스쾃 동작을 해도 목이 아팠고, 조금 빠르게 달려도 목덜미가 결린다는 불편함을 호소했다. 수업 때 첫인사가 언제나 "오늘도 목이 불편하신가요?"였을 정도다. 나는 혹시나 하는 마음에 목 디스크에 문제가 있는지 병원에서 검사를 받아 보도록 C 회원에게 권유했다. 하지만 병원에서는 여느 직장인들처럼 일자 목에 가까워지기는 했지만 큰 문제는 없다는 말만 들었다 한다. 결국 C 회원은 "선생님, 전 그

냥 허약 체질이고 운동은 안 맞나 봐요. 어쩔 수 없죠."라고 말했다.

나는 위기감을 느꼈다. 수업을 듣는 고객이 운동에 흥미를 잃고 또 자기 자신에 대해 부정적 판단을 내린 게 아닌가. 그건 트레이너에겐 고객을 잃을 수 있는 위기고, 운동을 하는 본인에겐 자기 주도적 건강관리를 포기하게 될 거라는 신호다. 본질적인 문제를 찾아 해결해야 했다. 나는 C 회원의 움직임을 좀 더 신경 써서 관찰했고, 대화를 많이 하면서 숨겨진 원인이 무엇인지 탐색해 나갔다.

내가 처음 발견한 C 회원의 부자연스러운 습관은 '숨 참기'였다. 아주 쉬운 스트레칭을 할 때나 조금 역동적인 운동을 할 때 모두, C 회원은 조금이라도 도전적이란 느낌이 들면 숨을 참았다. 이를 악물고 입술을 다물었다. 그리고 날씬해 보이고 싶다는 생각 때문인지 배를 쏘옥 당긴 채로 움직였다. 그래서 운동 중 다루는 기구가 조금만 무거워져도 몸이 떨렸고 자세 조절이 안 됐다. 나는 시간을 내서 C 회원에게 설명해야 했다.

"회원님. 당장 다이어트하고 땀 흘리는 것도 좋지만 좀 더 근본적인 약점을 개선해야 불편함 없이 운동하실 수 있을 것 같아요."

"그런가요? 그게 뭔데요?"

"숨쉬기요."

"네?"

지금도 자주 마주치는 반응이다. 트레이닝 과정에서 호흡, 다시 말해 숨쉬기를 연습한 다음 운동을 한다고 말하면 다들 어리둥절해 한다. '내가 이렇게 살아 움직이고 숨을 못 쉬는 것도 아닌데 무슨 숨쉬기를 배우지? 이 트레이너가 얼렁뚱땅 시간을 보내려는 것은 아닌 가?' 하는 의심을 하는 것 같기도 하다.

하지만 그렇지 않다. M 방송사의 인기 예능 프로그램에서 어느 가수가 성악을 배우는 장면이 나온 적이 있다. 잔잔하고 간드러지게 노래하는 스타일의 이 가수는 마이크 없이도 객석 끝까지 울림을 전달하는 성량을 강조하는 성악 연습에 어려움을 겪고 있었다. 그때 성악을 지도하던 교수가 말했다. 아기 때는 집이 울릴 정도로 크게 잘 울고 소리도 냈는데 지금은 그렇게 못 하는 건 호흡이 안 되기 때문이라는 이야기였다. 이 장면을 보면서 나는 생각했다. '역시, 사람의 몸으로 하는 활동에는 다 통하는 원리가 있구나!' 더 편안하게 운동하면서 더 나은 퍼포먼스를 발휘하기 위해서도 호흡의 질이 좋아야 하기 때문이다.

C 회원은 배를 계속 당기고 있는 탓에 숨을 깊게 마시기 힘들었다. 그래서 크게 숨을 쉬려 하면 목과 어깨에 힘이 잔뜩 들어가고 가슴을 과도하게 들어 올려야 했다. 이런 습관은 목 주변에 만성적인 긴장을 유발하고 근육 불균형을 초래하기도 한다. 다급하거나 위태로운 상황에서 숨을 참는 건 사람의 자동적인 반응이다. 이 상태에서는 산소 공급을 방해받기는 하지만 근육이 조여지면서 순간적으로 강한 힘을 내는 데는 유리해진다. 하지만 죽기 일보 직전도 아닌데 운동할 때마다 반복해서 숨을 참는다면? 몸에 긴장이 쌓이고 원활한 흐름이 막혀 몸이 점점 나빠진다.

C 회원과는 당분간 역동적으로 움직이는 운동 프로그램의 비중은

줄이더라도 호흡을 다시 배우고 이를 운동 동작에 적용하는 연습을 하기로 했다. 지나치게 조이고 있느라 긴장된 배를 도구를 이용해 마사지하기도 했고, 목과 어깨에서 힘을 내려놓고 가만히 나른하게 숨쉬는 연습도 했다. 누워서, 엎드려서, 앉아서 숨쉬는 게 편해진 다음에는 서서 움직일 때도 숨을 잘 뱉고 마시는 연습을 하며 시간을 보냈다.

그러는 사이 C 회원은 점점 변해 갔다. 수업 시간에 산만하게 움직이곤 하던 시선이 편안하고 안정적으로 되어 갔다. 조금만 배에 힘이 들어가는 운동을 하면 사시나무처럼 떨던 몸도 조금 강도 있는 운동에도 크고 우람한 참나무처럼 버틸 수 있게 되었다. 그리고 너무 심한 야근을 한 날이 아니라면 목이 결린다는 말은 더 이상 하지 않았다. 다 호흡이 좋아진 덕분이다. 숨쉬기만 달라졌는데 어떻게 이런 게 가능해진 걸까?

과식하면
숨쉬기가 힘든 이유

호흡이라는 주제를 이야기하면 꼭 등장하는 근육이 있다. 바로 '가로막(횡격막)'이다.

다음 사진에서 볼 수 있듯이 가로막은 갈비뼈 아래쪽에 뒤집어진 사발 모양으로 붙어 있다. 그리고 가로막을 중심으로 갈비뼈 안쪽인 위쪽 공간에 폐와 심장이 있다. 가로막은 갈비뼈 안쪽에서 척추로 연결되어 있는데, 이 근육이 수축을 하면 엎어진 사발이 납작하게 눌린

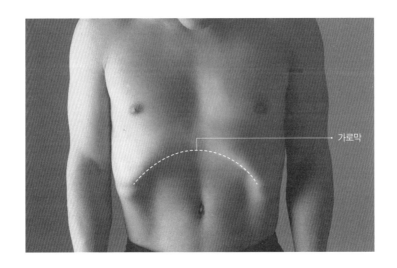

가로막

모양처럼 아래로 내려온다. 그러면 가로막 위쪽 공간이 넓어지면서 몸 바깥보다 기압이 낮아져서 공기가 폐로 들어온다. 그런 다음 수축했던 가로막이 원래 위치로 돌아가면서 이완된다. 납작하게 눌려 있던 엎어진 사발이 원래대로 다시 볼록하게 올라온 모습을 떠올려 보라. 그러면 폐에 들어차 있던 공기가 바깥으로 밀려난다.

우리가 숨을 쉬는 모든 순간에 가로막이 몸 안에서 이렇게 움직인다. 손으로 만져지거나 운동으로 단련하는 근육이 아니라서 평소 익숙하진 않지만, 우리의 생존에 핵심적인 역할을 하는 근육이다.

가로막이 이렇게 움직일 때 갈비뼈를 하나하나 들어 올려서 갈비뼈 사이를 벌려 주는 근육도 있다. 바로 갈비사이근이다. 가로막이 수축해서 아래로 내려가면 갈비사이근이 갈비뼈 사이를 더 벌어지게 한다. 그러면 갈비뼈 안쪽 공간이 더 넓어진다. 폐에 더 많은 공기가 들어올 수 있다는 뜻이다.

그렇다면 폐에 공기가 더 많이 들어올수록 좋으니 숨은 무조건 크게 쉬어야 할까?

요가 종류 가운데 아쉬탕가 요가라는 아주 역동적인 요가가 있다. 아쉬탕가 요가에서는 가슴을 넓게 부풀리는 특유의 호흡법을 사용한다. '우짜이 호흡'이다. 갈비뼈 사이를 크게 벌리며 가슴을 더 크게 부풀리면 호흡량이 증가하고 역동적인 수련에 도움이 될 수도 있다. 그런데 아쉬탕가 요가를 수련하는 중에 어지러움이나 목과 어깨의 결림을 호소하는 수련자들이 제법 있고, 기능해부학 강의나 요가 수업 때 간혹 이 문제에 대해 질문하는 사람들도 있다. 이들에게는 비슷한 점이 발견된다. 바로 호흡을 너무 과하게 한다는 점이다. 크고 깊게 숨 쉬는 것은 좋다. 하지만 자기에게 적절한 호흡량보다 더 많이 하려고 '힘을 주어' 숨을 쉬는 것은 해로울 수도 있다.

바로 옆에서 수련하는 경력 많은 요기나 인터넷에서 볼 수 있는 유명한 요가 지도자가 풍선처럼 몸을 부풀리며 숨을 쉬고 우아하게 아사나를 하는 걸 보면, 자신도 그렇게 하고 싶은 마음이 들 것이다. 그런데 억지로 호흡량을 늘리고 호흡을 길게 하려고 애쓰다 보면 자연스러운 호흡에서보다 더 많은 근육을 동원하게 된다. 목 옆에 있는 목빗근이나 목갈비근을 예로 들 수 있다. 이 근육들이 수축하면 목을 옆으로 기울이거나 돌리기도 하지만, 목이 제자리에 있다면 갈비뼈와 빗장뼈(쇄골)를 들어 올린다. 억지로 호흡을 길게 하려고 애쓸 때

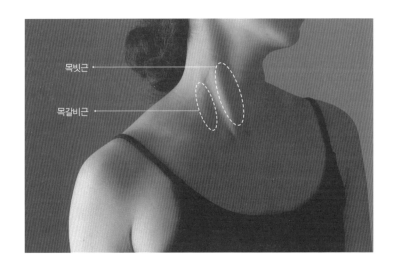

목빗근

목갈비근

는 보통 이 근육들이 호흡에 관여하는 다른 근육들보다 먼저 작동하
며 쉽게 긴장한다. 그런데 이 두 근육은 자연스러운 호흡 과정에서는
맨 나중에 참여하는 근육이다.

　C 회원도 호흡이 가빠질 때 보면 이 근육들에 힘이 잔뜩 들어가
서 목이 뻣뻣해지는 건 물론이고, 가슴과 배도 경직되곤 했다. 힘이
들어간 근육에서는 통증이 유발될 수 있고, 경직된 가슴과 배는 가로
막의 운동을 방해하게 된다. 그런데 가로막이 원활하게 움직이지 않
으면 숨쉬기가 어려워진다. 나는 그런 경험을 많이 해 봤다.

　결혼 전, 아르바이트를 하며 데이트 비용을 조달하던 학생 시절
에 파트너와 나는 선배들의 결혼식에 가게 되면 작정하고 폭식을 하
곤 했다. 회나 초밥을 보면 사족을 못 쓰고 먹어 치웠는데, 그럴 때마

다 마지막으로 커피를 마시고 어기적어기적 걸어 나오면서 둘이 이구동성으로 하던 말이 있다.

"아…… 숨쉬기도 힘들게 배부르네."

모두 한 번쯤 경험해 봤겠지만, 과식이나 폭식을 하면 숨쉬기가 힘들다. 그렇게 먹고서 조금이라도 숨이 찰 정도로 움직이면 토할 것 같은 불편함이 찾아온다. 왜 그럴까?

가로막의 아래쪽 공간에는 소화기 계통 장기가 있다. 가로막 바로 아래에는 위가 있고 그 아래로 소장과 대장, 직장이 옹기종기 모여 있다. 이게 무슨 뜻이냐 하면, 숨을 쉴 때 가로막이 위아래로 움직이면서 장기를 계속 마사지한다는 이야기다. 숨을 들이마실 때 가로막이 아래로 내려가며 배에 있는 장기들을 부드럽게 누르며 밀어 냈다가, 숨을 내쉴 때 가로막이 위로 올라가며 풀어 준다. 그런데 과식을 하면 소화기 계통 장기에 음식물이 가득 차서 가로막이 수축하며 아래로 내려갈 공간이 그만큼 부족해진다. 그래서 배부르다 못해 숨도 쉬기 힘든 지경이 되는 것이다.

많은 여성들이 허리가 잘록해 보이길 원하며 배를 당기면서 지낸다. 또 허리를 꽉 조이는 옷을 입기도 한다. 이런 생활 습관은 숨을 마실 때 가로막이 충분히 아래로 수축해 내려갈 물리적 공간을 좁힌다. 운동 중에 의도적으로 배를 당기거나 배에 힘을 주어 버티는 경우와 달리, 일상적으로 배를 조이거나 누르는 습관은 적절한 호흡을 방해한다. 압박을 받은 배 속 장기들에도 큰 스트레스를 주고, 심장과 폐에도 좋지 않은 영향을 준다. 따라서 만성 두통이나 변비, 소화 불량,

위장 질환 등으로 불편을 겪고 있다면 해당 전문의의 도움도 받아야 하지만, 동시에 자신의 호흡 습관을 돌아볼 필요도 있다.

이처럼 가로막을 중심으로 한 호흡은 우리 신체에 영향을 준다. 또한 마음에도 많은 영향을 주는데 이는 뒤에서 다시 이야기하겠다. 일단은 호흡에 관여하는 가로막이라는 근육의 움직임이 우리 몸에 다양한 영향을 준다는 사실만 기억하자.

복식호흡은 반쪽짜리

가로막은 우리 몸 한가운데서 갈비뼈 안쪽 공간과 배 안쪽 공간을 위아래로 나눌 뿐만 아니라, 갈비뼈와 척추 사이를 사방에서 입체적으로 연결하고 있다. 이렇게 몸통을 가로로 막으면서 연결되어 있는 가로막이 숨을 들이마실 때 수축하여 배 쪽 공간으로 압력을 만들어 내면 배는 자연스럽게 부푼다. 다시 말하면 '복식호흡'이 이루어진다. 그런데 복식호흡은 절반만 맞는 말이다. 가로막은 등 쪽으로도 붙어 있다. 따라서 숨을 들이마실 때 등 쪽 공간으로도 부푸는 압력이 생겨난다. 종합하면 들숨을 쉴 때 허리를 빙 둘러서 부푸는 압력이 생겨나는 것이다.

인간의 가장 기본적인 호흡 패턴인 이 '가로막 호흡'은 우렁찬 울음소리를 자랑하는 아기를 안아 보면 바로 느낄 수 있다. 아기의 몸통을 양손으로 잡고 들어 보면 손 전체를 불룩 밀어 내며 숨쉬는 걸 느낄 수 있다. 그런데 성인이 되어 오랜 시간 의자에 앉거나 굳은 자

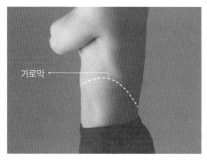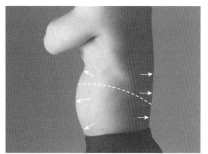

날숨 들숨

세로 장시간 생활하다 보면 척추나 골반의 정렬이 틀어지곤 한다. 척추 정렬이 틀어지면 가슴과 골반의 위치도 달라지고, 이에 따라 가로막이 향하는 방향도 바뀐다. 이 때문에 들숨 때 생겨나는 압력은 배 앞쪽으로 쏠리고 등 쪽을 밀어 내는 압력은 줄어든다.

숨을 잘 쉬어야 한다고 말하면, 많은 사람들이 숨을 크게 들이쉬거나 복식호흡을 해야 한다고 생각해서 허리를 뒤로 젖히고 숨을 쉬곤 한다. 이런 방식은 잠시 동안 호흡량을 늘려 줄지는 모르지만 인간의 본래 호흡 패턴을 회복하는 데는 도움이 되지 못한다.

척추를 지지하는
에어백을 장착하라

가로막의 움직임과 호흡의 원리가 어느 정도 이해되었을 것이다. 이쯤 되면 질문 하나가 고개를 든다. '그래서

어떻게 하라는 거지?'

앞서 이야기했듯이 호흡은 운동에도 큰 영향을 준다. 그 이유를 간략하게 설명하겠다.

몸통을 떠올려 보자. 가슴 뒤쪽 척추는 앞쪽으로 갈비뼈와 연결되어 있고, 갈비뼈는 다시 복장뼈(가슴뼈)에 붙는다. 심장과 폐를 뼈들이 둘러싸고 보호하는 모습이다. 이와 달리 허리 부분에는 척추만 달랑 서 있다. 그 앞으로 소화기 계통 장기가 있고 배 근육만이 그 장기들을 둘러싸고 있다. 배 근육이 척추를 도와 허리 부위를 지지하는 형태인 셈이다. 이에 따라 허리는 등 쪽보다 움직임은 자유롭지만 그만큼 불안정하다. 등을 다쳤다는 사람보다 허리를 다쳤다는 사람이 훨씬 많은 건 이 때문이다.

배 근육은 필요할 때 적절하게 수축해서 장기를 보호하기도 하고 허리 부분을 지지해 주기도 한다. 그래서 허리가 아프면 배 힘을 길러야 한다고 흔히들 이야기하는 것이다. 그런데 배 힘은 호흡과 짝을 이루지 않으면 의미가 없다. 배 가로근은 허리 쪽 척추에 붙어서 앞쪽으로 코르셋처럼 배를 감싸고 있다. 그리고 그 위에 결이 다른 여러 근육들이 겹쳐져 있다. 배 주변만 떼어 놓고 생각하면 위로는 가로막이란 뚜껑이 있고, 둘레는 배 근육들이 둘러져 있고, 아래는 골반과 골반 아래쪽 근육과 인대 들이 받치고 있는 모습이라고 할 수 있다.

그 구조를 속이 비어 있는 가상의 원기둥이라고 해 보자. 숨을 마실 때는 가로막이 수축하며 아래로 내려가면서 원기둥 속 압력이 높아진다. 이때 배 근육은 탄력 있는 고무줄처럼 버티면서 유연하게 대처한다. 원기둥이 빵빵하게 부풀며 탄탄해지는 것이다. 이렇게 탄탄해진 원기둥은 허리 주변을 에어백처럼 지지하는 역할을 한다. 역도 경기에서 선수들이 역기를 들어 올리는 모습을 떠올려 보자. 역기를 들기 직전에 볼이 빵빵하게 부풀 때까지 숨을 크게 들이마시는 모습이 기억나는가? 이는 허리를 지지하는 에어백을 최대로 부풀려 강하게 만들기 위함이다.

만약 이렇게 숨을 원활하게 마시면서 배와 허리 둘레 전체로 압력을 높이는 힘이 없이 배 근육만 수축한다면, 원기둥은 탄탄하게 부푸는 게 아니라 안쪽으로 찌그러질 것이다. 앞서 C 회원처럼 배를 과도하게 당기는 모습이다. 이렇게 찌그러진 원기둥으로는 허리를 단단하게 지지하기 어렵다. 물론 호흡도 원활하게 이뤄지지 않을 것이다.

이와 같이 호흡은 배 근육과 짝을 이루어 허리를 지지하며 자세를 유지하는 역할을 한다. 그래서 가로막은 단지 호흡 근육이기만 한 것이 아니라 중요한 자세 유지 근육이기도 한 것이다.

그렇다면 잘못된 호흡 패턴을 수정하고 허리에 에어백을 장착하기 위한 좋은 호흡은 어떻게 연습할 수 있을까?

벨트 호흡법

1 갈비뼈 맨 아래에 벨트나 요가 스트랩을 묶는다. 너무 조이거나
느슨하지 않게 하여 숨을 마실 때 몸통이 부푸는 느낌을 인지할 수
있도록 한다.

2 처음엔 편하게 누워서 연습한다. 바닥에 누울 때 목 주변의 긴장을
내려놓기 어렵거나, 허리를 과도하게 젖혀야만 머리를 바닥에
내려놓기 편하다면 얇은 담요나 베개로 머리를 받쳐도 좋다.

3 숨을 마실 때 벨트를 앞뒤 좌우 360도로 고르게 밀어 내는 연습을
한다. 특히 허리와 등 쪽의 벨트가 느슨해지지 않도록 숨 마시는
연습에 집중해 본다.

4 어지럽다면 자기 능력보다 과하게 숨을 쉬는 것일 수 있다. 자연스럽게
숨쉬도록 한다.

5 누운 자세가 편해지면 앉거나 서거나 걸으면서 연습해 본다.

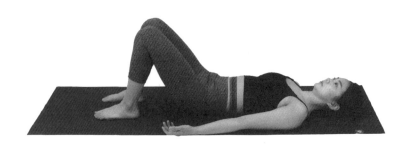

벨트를 이용해 가로막 전체가 수축하며 배에 고른 압력을 만들어 내는 들숨을 연습한 뒤에는 날숨 때도 배의 압력을 유지하는 연습을 해 볼 차례다. 날숨은 가만히 앉거나 누울 때처럼 특별한 부하나 저항이 없을 때는 자연스럽게 이뤄지지만, 무거운 운동 도구를 들 때처럼 척추에 부하가 걸릴 때는 배의 압력이 유지된 상태에서 이뤄져야 한다. 에어백의 바람이 꽉 찼다가 쑥 빠지기를 반복하면 허리를 지지하기 어렵기 때문이다.

풍선 호흡법

벨트 호흡법이 익숙해지면 이번엔 입에 풍선을 물고 연습해 본다. 풍선이 없다면 입에 빨대를 물고 연습해도 비슷한 효과를 볼 수 있다.

1 코로 숨을 마시면서 벨트 호흡법을 실시한다.
2 내쉬는 호흡으로 풍선을 분다. 이때 배가 움푹 꺼지지 않게 주의한다. 벨트 호흡법과 마찬가지로 자기 호흡의 능력만큼만 시도한다. 핵심은 날숨 때도 배의 압력을 유지하는 것이다.

한 번쯤 들어 봤을
코어 운동

허리 둘레와 배 전체를 탄탄하게 만드는 힘을 유지하면서 숨쉬는 게 익숙해졌다면 여기에 움직임을 더해 볼 차례다.

우리가 흔히 '코어 운동'이라 부르는 운동은 많은 경우 배 근육을 직접 수축하고 자극하는 동작으로 이루어져 있다. 그렇지만 근본적으로 보면, 움직일 때 호흡을 인지하고 조절하는 모든 동작이 코어 운동이다. 자세를 유지하는 호흡의 기능을 반복된 연습으로 강화함으로써 척추 에어백을 더 강력하게 만들 수 있기 때문이다.

다음에 소개하는 코어 운동은 어디선가 한 번쯤 들어 보거나 경험해 봤을 동작들이다. 하지만 벨트 호흡법과 풍선 호흡법을 적용하여 이 동작을 해 본다면 배 전체가 단단하게 작동하는 느낌을 더 정확하게 느껴 볼 수 있다. 평소 허리를 과하게 뒤로 젖히고 서 있곤 했다면 허리가 시원하게 풀리는 느낌을 받을 수도 있다.

데드 버그

죽어 가는 곤충이 누워서 버둥거리는 모습을 본뜬 동작이다. 호흡을 유지하고 자세를 지킬 수 있는 선에서 반복하는데, 좌우 각 10회, 3세트 이상 연습하도록 한다. 아래 동작에 익숙해지면 무릎을 완전히 펴고 한다. 그러려면 하체의 유연성이 필요하다.

1   바닥에 누워서 팔과 다리를 들어 올려 눕혀진 'ㄷ' 모양을 만든다.
2   허리를 바닥에 완전히 누르지 않는다. 자연스러운 척추 곡선을 유지한다.
3   벨트 호흡법을 지키면서 들숨에 오른팔을 머리 위로, 왼다리를 아래로 곧게 뻗는다. 이때 척추는 움직이지 않도록 한다. 날숨에 팔다리를 원위치로 오게 한다.
4   왼팔과 오른다리로도 같은 동작을 한다.

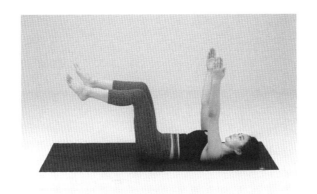

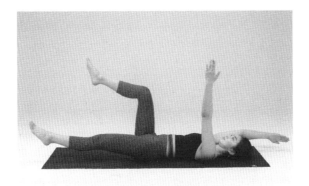

버드 도그

세계적인 척추 전문가 스튜어트 맥길 박사가 추천하는 대표적인 운동 동작이다. 데드 버그와 마찬가지로 편안하게 좌우 각 10회, 3세트 이상 할 수 있을 때까지 연습한다.

1. 네 발로 기어가는 자세를 만든다. 어깨 수직 아래 손, 골반 수직 아래 무릎을 둔다.

2. 어깨가 귀에서 멀어지도록 겨드랑이로 백만 원짜리 수표를 붙잡고 있다고 생각해 보자.

3. 손과 무릎, 발은 바닥을 능동적으로 밀어 내는 상태를 유지하고, 허리에 에어백을 장착한다.

4. 데드 버그와 동일한 방식으로 들숨에 왼팔과 오른다리를 앞뒤로 곧게 뻗는다. 팔다리를 높이 들기보다는 멀리 뻗는 느낌으로 한다. 척추는 움직임이 없어야 하고 몸이 옆으로 흔들리지 않도록 한다.

5. 날숨에 뻗었던 팔다리를 거두어들여 왼손으로 오른무릎을 터치한 다음, 다시 쭉 뻗는다.

6. 오른팔과 왼다리로도 같은 동작을 반복한다.

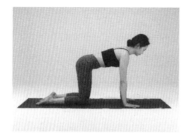 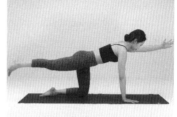

어깨나 엉덩관절(고관절) 유연성이 부족한 사람은 데드 버그나 버드 도그를 할 때 척추 움직임 없이 호흡을 유지하면서 동작을 수행할 수 있는 범위가 제한적일 수 있다. 그럴 때는 동작 범위를 무리해서 넓히려 하지 말고 호흡과 척추 움직임 조절에 집중하는 편이 좋다. 호흡을 통한 자세 유지 능력과 허리 에어백의 성능이 좋아지면 운동 범위도 함께 개선될 것이다.

성인이 된 후에 손을 바닥에 대고 기어 본 적 있는가? 네 발로 기기는 손목과 어깨의 근력을 되살려 줄 뿐만 아니라 서서 하는 운동에 필요한 몸통 근력을 기르는 데도 매우 효과적이다.

네 발로 기기

버드 도그 때와 같은 호흡으로 하며, 척추 움직임은 최소화한다. 무릎을 바닥에 대고 하는 게 쉬워지면 무릎을 바닥에서 떼고 손과 발로만 버틴 상태로도 해 본다. 무릎을 바닥에서 떼고 제자리에서 버티는 것만으로도 좋은 운동이 될 수 있다. 창의성을 발휘해서 등에 블록이나 물컵을 올려놓고 연습하면 동작을 안정되게 하는 데 도움이 된다.

1 버드 도그 시작 자세를 취한다.

2 오른손과 왼무릎을 가볍게 앞쪽으로 옮긴다. 이어서 왼손과 오른무릎을 앞쪽으로 옮긴다.

3 이 동작을 반복한다. 벨트 호흡법을 유지하며 자기 호흡 능력만큼만 시도한다. 핵심은 날숨 때도 배의 압력을 유지하는 것이다.

이와 같은 동작들의 공통점은 호흡과 척추 움직임을 조절한 상태에서 팔다리를 자유롭게 움직이는 연습이라는 점이다. 원리가 같은 동작들이라는 뜻이다. 이 동작들을 응용해, 대표적인 코어 운동인 플랭크 (엎드려뻗쳐 자세로 버티기)에도 팔다리 움직임을 더해 보자. 쉽지는 않겠지만 효과 면에서는 탁월한 운동이 될 것이다. 모든 동작에서 호흡 조절과 허리 둘레의 에어백 유지를 잊지 말자.

더 강력한 코어 운동을 원하는가? 그렇다면 스튜어트 맥길 박사가 추천하는 사이드 플랭크에 도전해 보자.

사이드 플랭크

1 어깨 수직 아래 팔꿈치를 놓고 옆으로 기대어 눕는다.
2 처음엔 무릎으로 바닥을 눌러 골반을 들고 버틴다. 이때 척추가 어느 쪽으로도 휘어지지 않고 곧게 유지되도록 주의한다. 허리 에어백을 이용해야 한다.
3 호흡이 조절되는 범위에서 좌우 반복하여 실시한다.
4 동작 능력이 나아지면 시간을 조금씩 늘려 보고, 무릎이 아닌 발로 바닥을 누르며 버티는 연습을 해 본다.

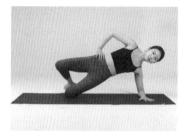 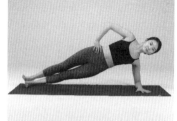

눕거나 엎드려서 자세를 유지하는 데서 멈춰선 안 된다. 코어 운동에서 연습한 호흡과 척추 조절을 선 자세에서도 할 수 있어야 한다. 인간은 직립보행을 하고 중력을 견디며 살아가야 하기 때문이다. 이제 코어 운동에서 연습한 요소들을 반듯하게 서서도 연습해 보자.

하나, 발부터 바로 놓는다.

우리는 두 발 위에 선다. 따라서 발을 잘 조절해 놓으면 서는 자세가 한결 편해진다. 편의상 두 번째, 세 번째 발가락이 앞쪽을 바라보도록 발을 놓는다. 양발 간격은 골반 너비 혹은 그보다 살짝 좁게 한다. 굳이 발을 모을 필요는 없다. 이렇게 발을 놓으면 안짱다리가 된 듯한 느낌이 들 수 있지만 신경 쓰지 말자. 이제 발가락만 모두 들어 본다. 그러면 발볼과 뒤꿈치에 체중이 실린다. 그 상태에서 엄지발가락과 새끼발가락만 가만히 내려 본다.(가능한 자세이니 놀라지 말것.) 그다음 나머지 발가락을 가볍게 내려놓는다. 이렇게 발 놓는 연습을 하면 발바닥의 아치가 고루 팽팽해지면서 무게를 고르게 분배하여 서는 기반을 만들기 쉽다.

둘, 골반 위치를 잡아 본다.

대한민국을 달구었던 어느 걸 그룹의 '위아래' 골반 춤을 기억하는가? 발을 바르게 놓은 상태에서 위아래 골반 춤을 추듯 골반을 움직여 본다. 이때 손으로 엉덩이 바로 위, 허리뼈 옆을 짚는다. 골반을 움직이면 이 부위의 근육(척추세움근)이 팽팽하게 긴장했다가 풀리는 게 반복됨을 손으로 느낄 수 있다. 골반의 위아래 움직임 양 끝의 가운데쯤에서 이 부위 근육이 과도하게 긴장하지 않는 골반 위치를 찾는다. 아랫배나 허벅지 안쪽에 가볍게 힘이 들어갈 수 있다. 마치 무거운 역기를 든 것처럼 몸에 힘을 꽉 주어 자세를 유지해야 한다면 잘못하고 있는 것이다. 최소한의 힘으로 골반 위치를 조절할 수 있어야 한다.

셋, 선 상태에서 호흡을 연습한다.

발을 잘 놓고 골반 균형을 잡은 다음, 앞서 코어 운동과 동일하게 호흡을 연습한다. 좋은 호흡을 유지하려고 반복하다 보면 점차 골반 위쪽으로 연결된 척추 전체의 위치가 미세하게 조정될 것이다. 척추를 인위적으로 힘을 써서 조정한다기보다는 좋은 호흡을 찾아가면서 척추가 자연스럽게 따라오도록 해야 불필요한 힘을 쓰지 않고 자세를 유지하는 연습이 될 수 있다. 벨트 호흡법을 적용하면 훨씬 쉽다. 잠시 눈을 감고서, 미세하게 흔들리는 몸이 천천히 중심을 잡아 가고 숨이 몸통 전체를 고르게 부풀리며 들어오고 나가는 감각을 느껴 본다.

넷, 시선이 가는 곳으로 척추가 따라간다.

앞서 설명한 요소들을 지킨 상태에서 시선은 정면의 한 지점을 응시한다. 시선이 가는 곳으로 머리와 목이 따라가고, 그 움직임에 따라 척추의 무게중심이 바뀐다. 따라서 처음에는 한곳을 응시한 상태에서 바르게 서서 호흡을 조절하는 연습을 하고, 익숙해지면 시선을 자연스럽게 움직이되 머리가 무게중심 선에서 되도록 벗어나지 않게 해 보자. 안정적으로 선 자세를 유지하며 시선을 자유롭게 바꿀 수 있게 된 다음에는, 자유롭게 움직여도 몸이 중심을 잘 찾아갈 수 있게 된다.

바르게 선 자세는 있는 힘껏 근육을 조여서 경직된 자세로 만드는 게 아니다. 가장 자연스럽게 필요한 만큼 최소한의 힘으로 중력을 버티며 몸을 바르게 세울 수 있도록 발, 무릎, 골반, 어깨, 머리를 가지런하게 쌓아 유지하는 행위다. 따라서 가만히 서서 숨을 쉬면서 종아리나 허벅지, 허리, 등, 목에 불필요한 힘을 주어 조이고 있는지 스스로 관찰하는 연습을 해 보자.

호흡과 선 상태를 관찰하며 알아차리고 조절하는 연습은 다른 복잡한 운동을 할 때도 큰 도움이 된다. 바르게 선 자세에서 팔다리가 앞뒤로 자연스레 움직이면 바른 걷기가 되고 바른 달리기가 된다.

에어백을 되찾을 때의 효과

C 회원은 호흡을 다시 연습하고 에어백의 개념을 인지하면서 정말 강해졌다. 목과 어깨 통증에 자주 시달렸던 게 언제인가 싶을 정도로 힘이 넘치는 케틀벨 스윙과 점프 동작을 보여 주기도 했다.

나 역시 허리 디스크 수술 뒤 근본적인 부분부터 다시 가다듬으며 회복했다.

허리 디스크 수술을 받고 고통스러웠던 시간을 뒤로하고 집에 돌아와 재활운동을 시작하려는데 모든 움직임이 뻣뻣하고 부자연스러웠다. 허리가 불안했기 때문이다. 그래서 누워서 하는 동작부터 다시 천천히 시작하기로 했다. 호흡을 점검하고, 데드 버그를 연습하고, 버드 도그로 나아갔다.

수술 후 처음으로 버드 도그를 했을 때의 느낌을 잊을 수가 없다. 균형 잡기도 어려웠고, 나도 모르게 자주 숨을 멈췄다. 허리도 자꾸만 과도하게 젖혀지려고 했다. 그때마다 다시 누워서 데드 버그 동작을 실시하며 움직임을 점검하고 에어백 감각을 되찾는 연습을 했다. 그렇게 버드 도그를 허리 통증 없이 여러 차례 할 수 있게 된 뒤에 네 발로 기기도 하고 플랭크도 했다.

퇴원 후 한 달 동안 했던 운동은 모두 이 동작들과 에어백 되찾기에 집중했다. 한 달이 지나면서부터 일상생활에서 움직임이 자연스러워졌다. 무엇보다 걷고 앉는 동작이 점차 편해졌다. 그리고 지금은 다시 예전 못지않은 무게의 운동 기구를 들어 올리고 물구나무서기를 연습하고 있다.

이론으로 알고 있던 내용과 수업에서 관찰했던 것을 내 몸으로 직접 경험하는 시간은 나에게 용기와 확신을 주었다. 호흡의 의미와 중요성을 다시금 깨달을 수 있었던 것은 무엇과도 바꿀 수 없는 경험이었다. 나 역시 다치기 전에는 그 중요성을 간과했기 때문이다.

호흡을 중심으로 한 코어 운동과 함께 내가 중요하게 연습한 운동이 하나 더 있다. 그것은 바로 '걷기'다. 걷기에 허리 둘레 에어백

개념을 장착하고 상체와 하체의 연결 고리를 찾는 연습이 더해지면 런지, 스쾃과 같은 대표적인 하체 운동을 더 균형 잡힌 자세로 수행하는 준비를 할 수 있다.

핵심은 얼마나 '많이' 걷느냐가 아니라 '어떻게' 걷느냐에 있다. 이제 걷기에 대해 자세히 살펴볼 차례다.

3

걷기와 달리기,
가장 일상적인 것부터
잘하자

피트니스 센터에서 가장 인기 있는 운동 기구를 꼽으라면? 나는 트레드밀이라고 단언할 수 있다. 사람이 많든 적든 트레드밀 위엔 누군가 꼭 올라가 있다. 그리고 정말 모두가 한결같이 그 위에서 걷고 또 걷는다. 운동을 처음 하는 사람들도 다른 건 할 줄 몰라도 일단 트레드밀에 올라가서 걷는 건 쉽게 한다. 내 파트너도 야심차게 피트니스 센터에 등록한 다음 트레드밀을 타고 사우나를 즐기고 와서 아주 만족해했다. 트레이너 남편이 트레드밀과 사우나를 넘어서는 날이 오기는 할는지…….

걷기도 운동이 될까

이렇게 걷기는 몸에 특별한 문제가 있지만 않다면 대부분 할 수 있다. 그래서 나는 걷기를 기본 움직임으로만 간주했지 몸을 변화시키는 운동이라고는 생각하지 않았었다. 회원들에게 오래 걷는 데 큰 어려움이 없다면 느린 속도로 달리기를 병행하라고 권했던 것도 같은 이유 때문이었다.

하지만 D 회원을 만난 뒤엔 걷기도 운동이 되었다. D 회원은 야근이 잦은 직종에서 일했고 족저근막염과 허리 디스크 질환도 있어 걷거나 뛰는 신체 활동이 매우 부족했다. 그 회원은 트레드밀 속도에 맞춰 걷는 것도 부담스러워했다. 그래서 처음 시작한 운동은 도구를 이용해 하체와 골반 주변 근육을 마사지하고 정강이 절반 높이의 스텝 박스를 오르락내리락하는 것이었다. 스텝 박스를 오르내리는 시간이 길어지고 자신감이 붙은 뒤에야 비로소 트레드밀과 야외에서 20~30분 이상 걷기 시작했다.

몇 년 전부터 미디어에서 걷기를 운동으로 소개해 왔다는 걸 알고는 있었다. 한동안은 유행처럼 파워 워킹을 다이어트 운동으로 자세하게 다루기도 했었다. 그 결과 공원에서 열심히 팔을 흔들며 걷는 사람들이 많이 생겨났다. D 회원과 함께 운동하면서 나는 걷기가 운동이 된 이유를 짐작할 수 있었다. 대다수 현대인이 그냥 오래 걷는 것 자체가 충분한 운동이 될 만큼 몸이 약해졌으며, 우리 사회에서는 걷기와 같은 기본 신체 활동을 할 시간이 그만큼 줄어들어 버린 것이다.

엉덩이와 발
되돌아보기

직립보행은 인간을 특별하게 만들어 주는 움직임이다. 직립보행을 함으로써 인간은 양손이 자유로워졌고 도구를 사용하게 되었으며, 이를 바탕으로 문명을 일구어 계속 발전해 갈 수 있게 되었기 때문이다.

그런데 그렇게 발전해 가는 문명은 인간을 잘 걷지 못하게 만들고 있다. 영화 〈월-E〉를 보면 자동화와 편의 시설에 완벽하게 적응해서 통통하게 살만 오르고 몸이 약해진 사람이 나온다. 이들은 다시 돌아온 지구에 발을 딛고 서는 순간 갸우뚱하며 힘겨운 모습을 보여 준다. 요즘 다섯 걸음 이상이 되는 거리는 차를 타고 가야 한다고 농

담하는 사람들이 있는데, 그들의 미래 모습이 바로 이렇지 않을까? 영화를 보며 나는 자못 진지해졌었다.

사실 곧게 서서 걷기 위해서는 여러 가지 능력이 필요하다. 인간은 네 발로 걷는 동물과 달리 골반이 지면과 평행하게 있고, 그 위에 척추가 세워져 있다. 중력에 저항하여 이 위치에 뼈를 놓아야 하기 때문에 엉덩이 근육과 척추를 세우는 근육들이 기본적으로 잘 작동해야 한다. 말이나 소 같은 동물에서 엉덩이 근육보다 다리 뒤쪽 근육인 햄스트링이 더 크게 발달한 것과 달리 사람에게선 엉덩이 근육이 햄스트링보다 더 발달한 건 바로 직립보행 때문이다.

하지만 오랜 시간 앉아 있고 다리로 체중을 지탱하는 시간이 줄어들다 보면 엉덩이 근육이 점점 약해진다. 본래 우리 몸은 좋은 자세나 기능을 생각하지 않고 최소한의 에너지로 생존하도록 적응하기 때문에, 굳이 자주 사용하지 않는 근육은 줄어들기 마련이다. 오랫동안 침대에서 지낸 환자들의 변화된 몸을 떠올려 보면 금방 이해될 것이다. 따라서 '애플 힙'이나 '힙 업'을 외치는 피트니스 문화는 아름다움만을 위해서 있는 게 아니다. 인간다운 몸을 위해서도 상당 부분 일리가 있는 셈이다.

걷기와 관련해 엉덩이와 함께 살펴봐야 할 또 하나의 신체 부위는 발이다. 아직 걸음마를 떼지 못한 아기의 발은 통통하고 말랑말랑하지만, 걷고 뛰기 시작하면 아이들의 발에 팽팽한 아치가 형성되고 근육이 탄탄하게 잡히기 시작한다. 균형을 잡고 무게중심이 옮겨 다니는 데 적절하게 반응하기 위해 발의 구조와 감각이 발달하는 것이다.

그런데 발에 친화적이지 않은 신발에 발을 가두기 시작하면서 이와 같은 자연스런 변화가 가로막히게 되곤 한다. 구두를 많이 신어 좁아진 직장인들의 발가락 사이나, 하이힐에 갇혀 고통받다가 무지외반증을 얻게 된 여성의 발이 바로 그런 예다.

발의 변형과 기능 약화는 온몸에 영향을 준다. 한 다리로 균형 잡는 능력이 약해지면서 이에 맞추어 보상 작용이 일어나는 것이다. 이른바 X다리나 O다리처럼 다리뼈에도 변화가 생기고, 걸을 때 좌우로 엉덩이를 씰룩거리는 불안정한 걸음걸이가 되는 것이다.

오래, 편하게, 잘 걸을 수 있는 능력은 직립보행을 하는 인간의 원초적인 능력이다. 동시에 모든 운동의 시작점이 될 수 있다. 아무런 생각 없이 막 걸으며 지내 온 세월이 길어서, 또는 그나마 잘 걷지도 않아서 걷기가 어렵게 느껴진다면 무엇보다 먼저 걷기 능력을 회복할 필요가 있다.

선생님, 저는 오래 걸으면 아파요

운동을 처음 시작하는 사람들, 특히 초등학교 졸업 후 운동이라 부를 만한 신체 활동을 주기적으로 하지 않은 사람들에겐 별다른 운동을 하려고 들지 말고 일단 매주 150~200분 이상을 걷도록 권한다. 미국 스포츠 의학회에서 그렇게 하라고 권고하기도 하거니와, 하루 20~30분 걷기는 실천하기도 수월하기 때문이다. 그런데 이 처방을 받은 많은 회원들은 며칠 뒤 거의 이구동성으로 이렇게 말한다.

"오래 걸었더니 아파요."

왜 아플까? 걷기 운동 하면 이른바 파워 워킹을 떠올리는 사람들이 많다. 팔을 앞으로 힘차게 들어 올리고 다리를 쭉쭉 뻗으며 성큼성큼 걷는 방식이다. 그러나 파워 워킹은 땀이 나고 힘이 들기는 하지만 결코 자연스러운 걷기처럼 느껴지지는 않는다. 칼로리를 태우는 데는 유리할지 몰라도 걷기에서 중요한 몇 가지 요소들을 놓치고 있기 때문이다.

무엇보다도 앞서 설명한 호흡을 놓치기 쉽다. 빨리 걷기 위한 인위적인 팔 동작은 어깨와 목 주변의 긴장도를 높이고 원활한 호흡을 방해하는 경우가 많다. 자연스러운 걷기의 시작점은 자신의 호흡 패턴을 올바르게 유지하는 데 있다. 호흡에 관한 내용이 잘 생각나지 않는다면 앞 장을 다시 살펴본 다음 가볍게 걸으면서 자신의 호흡에 집중해 보자. 얼마나 얕고 급박하게 숨을 쉬고 있는지 눈치 챌수 있을 것이다.

바르게 걷기 위해서는 걷기 동작을 구간별로 나누어 자세하게 분석할 필요도 있다. 트레이너가 옆에서 지켜보면서 하나하나 분석해 교정해 준다면 더없이 좋을 것이다. 하지만 혼자서 걷기 운동을 하는 상황에서는 동작 분석에 바탕을 둔 교정이 쉽지 않다. 걷는 동안 자신의 발과 다리 움직임이 보이지 않기 때문이다. 이럴 때는 어떻게 해야 할까?

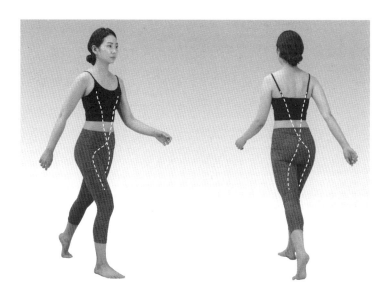

X자 모양의 근육 연결

내가 권하는 방법은 '팔 움직임'을 조절하는 것이다. 손과 팔은 우리가 능동적으로 조절해서 자주 사용하는 신체 부위이기 때문에 상대적으로 조절이 좀 더 쉽다. 또한 손과 팔은 내 시야에 들어온다. 그런데 팔 움직임을 조절하는 게 어떻게 걷기 자세 전체에 영향을 줄 수 있을까?

우리가 걸을 때는 오른손과 왼발, 왼손과 오른발이 짝을 이루어 앞뒤로 움직인다. 이는 몸의 앞뒤에서 근육들이 X자 모양으로 교차하여 연결되어 있기 때문이다.

이제는 은퇴한 축구 선수 데이비드 베컴이 킥을 하는 자세를 본적이 있는가? 오른발의 마술사라 불린 그는, 오른발은 뒤로 왼팔은 오른다리와 사선을 이루도록 저어 머리 뒤쪽으로 넘어갈 만큼 크고 우아하게 뻗은 다음 그 둘을 힘차게 교차시키듯 하는 자세로 강한 킥을 구사하곤 했다. (몸 뒤쪽 근육들을 수축시켜) 왼팔과 오른다리를 잇는 몸 앞쪽 근육들을 쭉 늘려 팽팽하게 했다가 급격하게 수축시키며 강한 힘을 내는 것이다. 몸 앞뒤로 연결된 근육 사슬의 움직임을 정확하고 아름답게 보여 주는 동작이다.

우리는 공을 찰 때뿐 아니라 공을 던질 때나 펀치를 날릴 때도 모두 몸을 사선으로 비틀며 동작하게 된다. 이 움직임이 얼마나 자연스러운 건지를 알기 위해서는 그 반대로 해 보면 된다. 빠르게 달리려고 할 때 오른손과 오른발, 왼손과 왼발을 짝지어 같은 방향으로 움직이며 뛰어 보라. 공을 던질 때 오른발을 앞에 두고 오른손으로, 또는 왼발을 앞에 두고 왼손으로 던져 보라. 얼마나 불편하고 동작이 잘 되지 않는지 바로 알 수 있다.

다시 걷기로 돌아와서, 그렇다면 걸을 때 앞으로 잘 나가려면 어떻게 해야 할까? 중·고등학생 시절 물리 시간에 배운 작용·반작용의 법칙에 따르면, 내 몸을 앞으로 추진하기 위해서는 지면을 뒤로 밀어 내는 힘이 있어야 한다. 발로 지면을 누르고 다리 전체를 뒤로 밀어 내야 내 몸이 앞으로 나가게 되는 것이다.(빙판 길에서 잘 걸어지지 않는 건 지면을 밀어 내는 데 필요한 힘인 마찰력이 부족하기 때문이다.) 이렇게 다리를 뒤로 잘 밀어 내는 동작을 하려면 팔은 어떻게 움직여야 할까? 오른다리를 뒤로 잘 밀어 내고 싶다면 왼팔을 뒤로 잘 휘두르면 된다.(그러면 자연스럽게 오른팔이 앞으로 움직일 것이다.)

팔을 뒤로 잘 던져 주면 다리를 뒤로 밀어 내는 힘도 더해진다는 뜻이다. 그런데 파워 워킹처럼 팔을 앞으로 들어 올리는 데 신경을 쓰다 보면, 걷는 동안 팔이 힘을 발생시켜야 하는 방향(뒤쪽)의 반대 방향(앞쪽)으로 더 많이 움직인다. 따라서 걷기가 부자연스러워진다. 그리고 우리 몸의 작동 원리에 반대되는 움직임은 몸에 부정적인 영향을 끼칠 수도 있다.

걷기, 셀프 교정

몸이 앞으로 나아가기 위한 팔 동작을 이해 했다면 이제는 좌우 균형을 맞춰서 걷는 걸 생각해 보자. 좌우 보폭 이 일정해진다면 좌우 엉덩관절과 골반의 균형을 잘 맞출 수 있다. 하지만 눈으로 발을 보고 걷는다 해도 이건 여간 어려운 일이 아니 다. 또한 바르게 앞쪽을 바라봐야 척추가 바로 선 자세로 걸을 수 있 기 때문에 발을 보고 걸을 수도 없는 노릇이다.

따라서 좌우 균형을 맞춰 걷는 연습을 할 때도 팔에 주의를 기울 이며 스스로 조절해 가는 걸 권한다. 포인트는 자기 시야 안에 양손 이 번갈아 올라오는 높이를 같도록 맞추는 것이다.

걷다 보면 좌우 중 밀어 내는 힘이 상대적으로 덜한 다리가 있다. 예를 들어 왼다리로 밀어 내는 게 약하다면 오른팔을 뒤로 던지는 것 도 약할 것이다. 이에 비해 (밀어 내는 힘이 상대적으로 더 강한 오른다리로 밀어 낼 때 뒤로 향하는) 왼팔은 오른팔보다 더 많이 뒤로 던져질 것이고, 그때 앞으로 나오는 오른팔도 (오른팔이 뒤로 향할 때 앞으로 올라가는) 왼팔보다 더 많이 올라갈 것이다.

이때 시야에 들어오는 왼팔과 오른팔의 높이를 맞추려면 어떻게 해야 할까? 왼팔을 의식적으로 더 높이 올려야 할까? 지금까지 한 얘기를 종합해 보면 답이 나온다. 그렇다. 오른팔을 뒤로 뻗을 때 좀 더 능동적으로 유연하고 길게 던져 주면 된다. 그러면 뒤로 뻗은 오른팔과 균형을 맞추기 위해 앞으로 향하는 왼팔도 자연스럽게 더 위로 올라가고, 왼다리로 밀어 내는 힘과 시간도 늘어나게 된다. 이 원리를 기억하고서 걸을 때 시야에 들어오는 양손이 같은 높이로 올라올 수 있게 걷는 연습을 하면 좌우 보폭의 균형이 자연스럽게 맞춰진다.

이제는 발을 느껴 볼 차례다. 사람의 발은 신발 쿠션이 없어도 걷는 데 큰 무리가 없다. 발의 아치 구조와 작은 관절들의 미세한 움직임이 체중을 잘 견뎌 주는 자연산 서스펜션이기 때문이다. 하지만 이미 굽 높은 신발과 과도한 쿠션이 들어간 운동화에 익숙해진 현대인에게 맨발 걷기는 너무나 먼 미래의 일이다. 따라서 우선은 발의 기능이 충분히 발휘될 수 있도록 신발 의존도를 줄여 가는 연습이 필요하다.

맨 먼저 신발 고르기. 뒤꿈치가 발바닥 앞쪽보다 높은 신발은 피한다. 그리고 발바닥이 부드럽게 움직일 수 있도록 신발 밑창이 잘 구부러지는 것을 고른다. 또한 신었을 때 조이지 않아 발이 편안하게 벌어지고 발가락이 여유롭게 움직이는 크기를 선택한다.

신발을 골랐다면 이번에는 발을 느끼며 걷기다. 뒤꿈치를 시작으로 발날을 거쳐 엄지발가락에 이르기까지 발로 바닥을 밀며 부드럽고 둥글게 굴린다는 느낌으로 걷는다. 처음엔 앞서 설명한 팔 동작과 함께 연결해서 아주 천천히 걸어 본다. 어떤 움직임인지 이해가 잘 안 된다면 우선은 발을 바닥에 디딜 때 쿵 하는 충격이 느껴지지 않게 해 본다. 그렇다고 발을 바닥에 끌듯이 움직이라는 것은 아니다.

걸을 때 쿵 하는 소리가 난다면 보폭이 너무 넓어서일 수도 있다. 넓은 보폭을 소화할 수 있는 신체 구조가 아니거나 엉덩관절의 가동성이 부족한 경우다. 무릎을 탕탕 튕기면서 걷는 사람도 있다. 두 가지 모두, 보폭을 좁혀서 발이 움직이는 빈도수를 조금 더 늘리거나 다리를 뒤로 밀어 내는 느낌을 더 잡아 가며 연습하는 걸 권한다.

셀프 걷기 교정

1 좋은 호흡 패턴을 지킨다. 눕거나 앉아서 연습했던 호흡을 걷기에도 적용한다.

2 팔은 뒤로 잘 던져서 뻗는다. 팔을 뒤로 잘 뻗으면 다리도 힘차게 바닥을 밀게 된다.

3 시선은 바르게 정면을 보고, 양손이 같은 높이로 올라오도록 조절한다. 상대적으로 높이 올라오는 손을 더 뒤로 보낸다.

4 쿵쿵 발을 구르지 않는다. 부드럽게 걸을 수 있는 적정 보폭을 찾는다.

5 신발은 뒤꿈치가 높지 않고, 밑바닥이 부드럽게 잘 구부러지며, 발가락이 잘 움직이고 발이 편안하게 벌어지도록 여유 있는 크기를 선택한다.

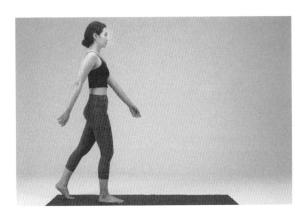

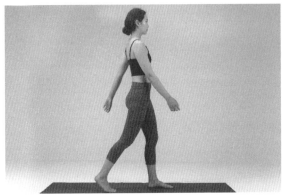

걷기에 대해 이야기하다 보면, 많은 사람들이 걷기가 달리기보다 더 안전하고 좋은 운동이라고 단정해 버리고서는 걷기만으로 충분하다고 말하곤 한다. 걷기가 달리기보다 상대적으로 안전할 수는 있다. 하지만 달리기 역시 걷기만큼이나 인간이 자연스럽게 할 수 있고 살아가는 데 필요한 움직임이다.

수렵 채집 생활을 하던 인류는 생존을 위해 오래 달릴 수 있도록 적응하고 진화해 왔다. 인류는 특별히 힘이 강하지도 빠르지도 않았지만 두 손이 자유롭고 땀을 통해 체온 조절이 유리해서 오래 달리는 데는 상대적으로 유리했다. 그래서 사냥을 할 때 사냥감이 지쳐서 더 이상 뛰지 못할 때까지 따라갔다. 집단생활을 하며 토끼몰이 하듯이 사냥감을 이쪽저쪽 계속 몰아가며 쉼 없이 뛰면 결국 오래 달리는 데 불리한 동물일수록 먼저 지쳐 쓰러지기 마련이었다. 그러면 도구를 이용해 사냥감을 잡아서 생존에 필요한 음식을 얻었다.

비단 선사시대 인류가 아니어도 생존을 위해 달리기 능력은 중요하다. 위험 상황에서 최소한 내가 살기 위해 줄행랑을 칠 수 있는 능력은 있어야 하지 않겠는가!

달리기는 강도에 따라 다양한 운동 효과를 낸다. 유산소 운동을 이야기하면 많은 사람들이 달리기를 떠올리곤 하는데 이는 절반만 맞다. 유산소 운동이란 운동 중 대사의 상당 부분을 산소를 이용하여 에너지를 만들어 내는 운동 형태를 말한다. 즉 산소 공급이 원활하게 이루어질 수 있는 운동 강도라면 유산소 운동 영역에 있다는 뜻이다. 가볍게 조깅하듯이 노래도 흥얼거리면서 달리기를 한다면 유산소 운동을 하는 것이다. D 회원의 운동 프로그램으로 맨 처음 제시되었던 낮은 높이의 스텝 박스를 오르내리는 것도 유산소 운동으로 분류될 수 있다. D 회원이 그 동작을 제법 긴 시간 동안 반복하는 사이 숨이 가쁘거나 하지도 않았기 때문이다.

반면에 달리기는 무산소 운동도 될 수 있다. 명절 연휴에 파트너가 TV에서 아이돌 육상 대회 50미터 경주를 보면서 이런 말을 한 적이 있다.

"저렇게 이 악물고 뛰어 본 적이 언제더라……."

50미터나 100미터 달리기를 최대한 빠르게 완수하려면 이를 악물고 거의 숨을 참고 달리게 된다. 단거리 달리기는 산소 공급이 원활하지 않은 상태에서 에너지를 만들어서 움직여야 하는 신체 활동인 것이다. 산소 공급이 원활하지 않을 때는 체내에 저장된 에너지원을 끌어 와서 에너지로 만들어 근육을 수축시키고 움직일 수 있게 한다. 이런 경우, 운동 강도나 지속 시간에 따라 에너지 대사의 부산물로 피로 물질이 만들어져 운동을 지속하기 힘들거나 동작이 느려지게 된다.

예를 들어 더 이상 빨리 뛸 수 없는데 어떻게든 달리려고 꾸역꾸역 달릴 때를 떠올려 보자. 숨이 턱까지 차오르다 보니 내가 지금 숨을 쉬는지 안 쉬는지도 잘 모르겠고, 다리는 천근만근인 데다 뜨겁기까지 하고, 몸은 마음처럼 안 움직인다. 어떤 사람은 50미터 전력 질주를 열 번 가깝게 해도 이 상태에 이르지 않는 반면, 건물을 한 층만 빠르게 걸어서 올라가도 기진맥진하는 사람도 있다.

이렇게 강도 높은 운동을 반복하면 체내에 쌓인 피로 물질이나 근육의 미세한 손상 때문에 근육통이 생긴다. 회사 체육대회에서 오랜만에 전력으로 축구를 하고 온 내 동생은 그다음 한 주 동안 근육통 때문에 다리를 제대로 움직이지 못했다. 축구를 할 때는 순간적으로 빠르게 달렸다가 가볍게 뛰기를 반복하는데, 충분히 훈련되어 있지 않거나 체력 수준이 높지 않다면 이 순간적인 전력 질주가 제법 강도 높은 운동이 되는 것이다.

이런 근육통이 항상 나쁜 것은 아니다. 충분한 휴식과 회복이 뒷받침된다면 몸이 한 단계 강해지는 계기가 될 수도 있다.

파트너가 호기롭게 스파르탄 레이스라는 장애물 달리기 대회에 나와 함께 출전한 적이 있다. 대회 코스는 강원도의 유명 스키장이었다. 겨울이 아니어서 푸른 잔디로 뒤덮이고 숲으로 둘러싸인 그 스키장 코스를 타고 오르며 장애물을 통과하는 경기였다. 파트너는 중간에 자기를 그냥 구급차에 실어서 내려보내 달라고 아우성쳤지만 내가 업고 목마를 태우고 해서 어찌어찌 완주를 했다. 결과는 예상하는 대로다. 파트너는 그다음 날 회사에 휴가를 내고서 욱신거리는 다리와 팔을 부여잡고 집에서 숙면을 해야 했다. 당장의 근육통은 정말로 괴로웠을 것이다. 하지만 파트너는 일주일 뒤에 일시적으로 탄탄해진 엉덩이와 다리를 보고 무척 즐거워했다. 파트너가 장애물 달리기 같이 본인의 체력 수준 대비 극도로 힘든 운동을 반복하는 것은 무리였겠지만, 적정 수준으로 근육과 전체 신경계에 자극을 줄 수 있는 신체 활동을 반복했다면 일시적이었던 신체 변화가 반영구적으로 바뀌었을 수도 있었다.

파트너 이야기를 하나 더 소개하겠다. 파트너는 회사에 지각하지 않기 위해 거의 매일 달리곤 하는데, 이게 그녀의 대표 운동이었다. 재미난 것은 매일 짧게라도 달리기를 반복하니 신체 기능이 향상되어 기록이 조금씩 단축된다는 점이다. 게다가 파트너는 간헐적으로 달리기 강도를 극도로 높이기도 했다. 평소보다 10분쯤 늦게 지하철에서 내린 날에는 자신의 최대 속력으로 달려야 하기 때문이다. 이런 날엔 회사 화장실에서 토하기도 한다고 했다. 간헐적으로 이렇게 운동 강도가 높아졌다가, 비가 오거나 너무 더운 날엔 걷기도 하니 운동 강도가 적절히 조절되었고, 매일 아침마다 반복하다 보니 파트너의 달리기 능력은 상향평준화되었다.

D 회원 역시 운동을 시작한 뒤 본인의 삶에서 일어난 가장 큰 변화로, 버스나 지하철을 놓치지 않기 위해 달릴 수 있게 되었다는 점

을 꼽았다. 그전에는 갑자기 뛰거나 빠르게 움직이면 무릎이나 허리가 아팠지만 낮은 강도의 유산소 운동 능력을 먼저 되살린 다음 하체의 근력을 기른 뒤에는 달리기를 해도 아픈 데가 없다고 했다. 케틀벨 스윙과 같은 폭발적인 운동 동작도 소화하는 단계에 이르러서는 버스나 지하철을 향해 달려가 안전하게 탈 수 있게 되어 신기하다고 고백했다.

다시 달릴 수 있는 몸 만들기

다시 달리기 위해선 먼저 걷는 능력을 되살려야 한다. 많은 사람들이 달리기 하면 빨리 많이 뛰는 걸 먼저 떠올리는데, 운동 강도는 운동 수행 능력을 고려해서 설정해야 한다. 1시간 이상 빠르게 걸을 수 없는데 1시간을 달리는 것은 무리가 될 수밖에 없다. 인간의 자연스러운 신체 활동이 괴로운 운동이 되어서는 얻을 수 있는 이점이 많지 않다는 사실을 기억하자.

제법 빠르게 1시간 이상 연속으로 걸을 수 있고, 이렇게 걸어도 근육이 많이 지치거나 호흡이 불편해지는 등의 문제가 없다면 이제 비로소 달리기를 해 볼 단계라고 봐도 좋다. 전문 러너가 되고 싶다면 더 효율적이고 안전한 달리기 자세를 배우는 편이 현명하겠지만, 달리기를 간간이 신체 활동에 포함시켜 가며 건강을 관리하고 싶은 거라면 걷기 자세를 달리기에 똑같이 적용하는 것만으로도 충분할 수 있다.

다만 걷기와 다르게 달리기는 두 발이 모두 땅에서 떨어진다. 발을 교차할 때 가볍게 점프를 하게 되는데, 이때 많은 사람들이 '위로 뛰어오르는' 실수를 한다. 캥거루가 펄쩍펄쩍 뛰듯이 위로 뛰어올랐다가 쿵 하고 떨어지길 반복하는 것이다. 그러나 달리기의 움직임 방향은 위아래가 아니라 (뒤로 달리기가 아닌 한) 앞이다. 따라서 점프하는 방향도 앞이 되어야 한다. 위아래 움직임을 최소화하고 앞으로 미끄러지듯이 몸을 띄우는 것이다. 만약 위아래 움직임 폭이 크다면 보폭이 지나치게 큰 경우일 수 있다. 그러면 쿵쾅거리며 달리게 된다. 만약 달릴 때 충격이 크다면 보폭을 줄이고 도약하는 방향을 위가 아니라 앞으로 가져가는 데 집중할 필요가 있다.

나도 얼마 전 걷기부터 시작해 달리기 능력을 회복하는 연습을 한동안 한 적이 있다.

허리 디스크 수술 뒤에 주말을 맞아 유기견 보호소에 가서 강아지 산책을 도와줄 수 있는 기회가 있었다. 신이 나서 달려가는 강아지를 따라 잠깐 뛰었더니 곧바로 왼쪽 다리를 따라 찌잉 하고 자극이 왔다. 그럴 수밖에 없었다. 달리는 동작은 하체와 척추 전체에 강한 체중 부하를 가하게 되는데, 그 충격을 흡수하거나 분산시키는 과정에서 하체 근육들의 유기적인 움직임과 척추 뼈 사이 디스크의 충격 흡수 기능이 요구된다. 하지만 나는 수술 전후로 달리기는커녕 역동적으로 걷지도 않았던 데다 수술받은 허리 주변 조직의 기능이 매우 제한적이었다.

이 일을 계기로 나는 오래 걸을 수 있는 몸 만들기를 재활의 첫째 과제로 삼았다. 앞서 이야기한 걷기 자세의 체크 포인트를 지키면서 하루 2번, 매회 30분 이상 연속으로 걷기 시작해서 점차 속력과 시간을 늘려 갔다. 걷기 운동 전에는 데드 버그나 버드 도그, 네 발로 기기 같은 핵심 코어 운동을 준비운동으로 했다.

걷기 운동을 할 때 나는 음악을 듣거나 하지 않았다. 걷기 운동의 목적이 움직임 '회복'과 걷는 자세 '연습'에 있었기에 모든 의식을 걷는 행위에 집중했다. 나는 발이 바닥에 닿는 느낌, 팔의 앞뒤 흔들림, 좌우 팔이 앞으로 올라오는 높이, 호흡의 질에 집중해서 걸었다. 걷는 행위 자체와 그 행위의 요소들에만 집중하면 명상에 가까운 상태로 걷게 된다. 걷기에서 의식을 거두어 시간을 확인해 보면 이미 한참이 지나 제법 긴 거리를 걸었다는 걸 알게 된다.

그렇게 해서 1시간 이상 연속해서 걸어도 허리에 통증이 없고, 허리 디스크에서 비롯된 방사통이나 신경 자극이 더 이상 없다는 게 확인된 뒤 나는 뛰는 연습을 시작했다. 처음부터 긴 시간을 연속해서 달린 게 아니라 5분 걷고 30초 달리는 식이었다. 30초는 자세를 흐트러뜨리지 않고 안정적으로 달릴 수 있는 시간이었다. 30초 달리기를 안정적으로 수행할 수 있게 된 다음에는 걷는 시간은 그대로 두고 달리는 시간만 5초씩 서서히 늘려 나갔다.

그렇게 1분 동안 달리기를 할 수 있게 되자, 달리는 시간은 그대로 두고 걷는 시간을 점점 줄여서 2분 걷고 1분 달리는 식으로 나아갔다. 2분 걷고 1분 동안 달리면 휴식과 운동의 비율이 2:1인 인터벌 운동이 되는 셈인데, 이는 제법 강도가 높은 프로그램이다. 그래서 이렇게 비율이 맞춰졌을 때는 30분 이상 운동하지 않고 내 몸이 가볍고 상쾌하다고 느끼는 정도까지만 연습했다. 이 운동의 목표가 마라톤 완주도 더 빨리 달리는 연습도 아니라, 통증 없이 쾌적하게 걷고 달릴 수 있는 능력을 회복하는 데 있었기 때문이다.

지금 나는 횡단보도에서 거침없이 달리고, 가방이나 무거운 짐을 들고도 한참 걸을 수 있다. 파트너는 내가 허리 디스크 수술을 받은 지 1년이 채 되지 않은 사람인지 가끔 까먹는다고도 말한다.

이처럼 걷기에 달리기를 더할 때는 달리는 거리나 시간을 늘리기보다는 먼저 자세 조절에 집중하는 시기를 거치도록 한다. 의식하지 않아도 좋은 자세로 편하게 달릴 수 있다면 연속해서 달릴 수 있는 거리와 시간 그리고 속도가 모두 자연스럽게 늘어날 수 있기 때문이다.

만약 밖에서 달리고 걸으며 운동할 수 없는 여건이라면 트레드밀을 이용하는 수밖에 없다. 트레드밀에서는 내가 바닥을 밟고 몸을 앞으로 밀어서 추진해 나가는 게 아니라 바닥이 자동으로 뒤로 밀려나기 때문에 걷기와 달리기 자세를 온전하게 연습하기 어려운 단점이 있다.

그럴 때는 트레드밀의 경사도를 아주 살짝 높이면 이와 같은 단점이 어느 정도 완화된다. 경사가 있으면, 발을 구르는 바닥이 자동으로 뒤로 밀려나더라도 경사를 올라가기 위해서 몸을 앞으로 밀어 내게 되어 있다. 다만 경사가 너무 높으면 평지를 달리거나 걷는 움직임과는 많이 달라지기 때문에 경사는 최소한으로 유지한다.

또한 트레드밀의 속도도 자신이 발걸음의 속도를 통제할 수 있는 선으로 조절하는 게 좋다. 트레드밀의 레일이 발을 대신 움직여 주고 있다면 쳇바퀴의 회전 관성에 멈추지 못하고 뛰다 구르는 햄스터 신세와 크게 다르지 않기 때문이다.

달리기 연습

1 걷기에서의 포인트를 똑같이 적용한다.
2 도약 방향은 위가 아니라 앞이다.
3 달리는 속도, 거리, 시간에 신경 쓰기보다 자세를 편하게 조절하며 오래 유지할 수 있도록 연습하는 게 먼저다.

걷기와 달리기를 위한
스트레칭

걷기나 가벼운 달리기는 언제라도 그냥 할 수 있는 신체 활동이어야 하지만, 특별한 운동처럼 느껴져서 꼭 준비 운동을 하고 싶다면 브레첼 스트레칭을 권한다. 프레첼 과자 모양으로 몸을 배배 꼬아 수행하는 이 동작을 브렛 존스란 사람이 소개하여 '브레첼'이란 이름이 붙었다.

양 어깨와 좌우 엉덩관절은 몸통에 붙어 있는 가장 큰 연결 고리다. 이 네 연결 고리가 유연해서 잘 움직여진다면 대부분의 운동 동작이 편해진다. 이 네 신체 부위의 유연성을 높이는 다양한 방법이 있지만, 복잡하지 않게 한 가지 방법으로 관리하길 원한다면 브레첼 스트레칭이 좋은 전략이 될 수 있다.

브레첼 스트레칭

1 왼쪽으로 몸을 세워 모로 눕는다. 오른쪽 골반이 왼쪽 골반으로부터
   수직으로 위쪽에 오도록 해야 하는데, 그러려면 허리가 바닥에
   짓눌리지 않아야 한다.

2 오른다리를 앞쪽으로 올려 오른무릎이 골반 높이까지 오도록 한 다음
   왼손으로 가볍게 잡아 준다. 엉덩이가 너무 당겨서 불편하다면 폼
   롤러나 방석으로 오른무릎부터 오른발까지를 받쳐 준다.

3 왼무릎을 굽혀 오른손으로 왼발을 잡는다. 이때 일단은 왼무릎이 골반,
   머리와 같은 선에 있도록 한다. 무릎이 골반보다 뒤로 가도 괜찮다.
   단 뒤로 가면 갈수록 허벅지와 골반 앞쪽으로 스트레칭 자극이 커질
   것이다.
   만약 발을 잡고 스트레칭을 하기 힘들 만큼 허벅지 앞쪽이 강하게
   당긴다거나 등과 허리에 부담이 간다면 아래쪽에 있는 다리를 곧게
   펴고서 동작을 수행한다.

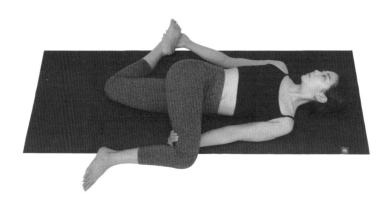

4 양 어깨를 바닥에 최대한 가깝게 유지하며 몸을 오른쪽 어깨
  너머로 비틀어 준다. 들숨에 배를 부풀렸다가 날숨에 몸이 조금
  더 비틀어지면서 오른무릎과 오른어깨, 왼무릎과 왼어깨가 서로
  멀어지도록 한다.
  발을 잡는 손을 가슴에서 멀리 바닥 쪽으로 뻗어 내려 두면 어깨와
  가슴 앞쪽의 스트레칭을 도모할 수 있다.

5 비틀기 동작은 여유를 두고 수행하는 게 안전하다. 무리하게 더 많이
  비틀어지도록 애쓰기보다 호흡에 맞추어 갈비뼈 사이의 공간이 점점
  더 벌어지고, 골반 주변과 가슴에서 긴장을 내려놓는 연습에 집중하자.

6 충분히 자세를 유지했다가, 눕는 방향과 팔다리를 바꾸어
  반대쪽으로도 같은 방법으로 실시한다.

4

하체 운동,
생활의 무게를 견뎌 내는
몸 만들기

"회원님, 본격적으로 수업을 진행하기 전에 특별히 피하고 싶다거나 하고 싶은 운동이 있나요?"

개인 수업을 본격적으로 시작하기에 앞서 상담을 마무리하면서 꼭 하는 질문이다. 그럴 때 대화가 가끔 이렇게 흐르는 경우가 있다.

"음…… 아! 근육 키우는 운동은 안 하고 싶어요."

"근육 키우는 운동이요?"

"네. 무거운 것 들고 힘쓰는 거요."

"……."

자신의 운동 목표와는 별개로, 근력을 요구하는 모든 운동을 근육을 키우는 운동으로 여기고 거부하는 사람들이 있다. 또는 자신의 운동 목표가 무엇이든 그냥 트레드밀 위에서 많이 달리고, 스트레칭을 하는 수업만 했으면 하는 사람들도 있다. 믿기 어렵겠지만 정말이다.

운동 목표가 무엇이든
기본이 되는 것

방법이 무엇이든 운동을 하는 근본 목표는 건강이다. 그렇다면 건강하다는 것은 무엇인가? 아프지 않고, 같은 일을 해도 덜 지치고, 나이에 비해 더 젊어 보이는 것. 그래서 자기 스스로 만족스러운 상태일 것이다.

건강이란 분명 이런 포괄적인 신체 상태를 일컫는데, 건강하기 위해 하는 운동은 이상하게 포괄적이지 못한 경우가 많다. 걷기만 하거나, 달리기만 하거나, 수영만 하거나, 기구만 들어 올리거나 하는 식이다. 특정 종목의 선수가 된다 해도 트레이닝의 기초는 포괄적인 운동으로 이루어져 있다. 수영 선수도 근력 훈련을 하고, 레슬링 선수도 달리기를 하며, 역도 선수도 스트레칭을 한다. 일반인들이 건강을 위해 하는 운동에도 걷거나 달리기와 같은 활동으로 심폐 기능을 자극하고 무거운 기구를 들거나 체중을 버티는 동작으로 근력과 근지구력을 발달시키는 등의 활동이 골고루 포함되어야 한다.

많은 사람들이 근력 운동을 근육을 만드는 수단쯤으로만 여긴다. 하지만 근력은 삶의 질을 바꾸는 신체 능력이다.

요가 강사로서 경험한 재밌는 사례들이 있다. 서커스 동작처럼 놀라운 유연성과 움직임을 보여 주는 동료 요가 강사들이 정작 여행용 캐리어가 무거워 옮기지 못하거나, 계단 오르기를 힘겨워하며 느릿느릿 올라가는 모습이다. 물론 반대로 굉장히 무거운 짐도 쉽게 들지만 손끝으로 발가락을 잡지 못하고 부들부들 몸을 떠는 사람도 있다.

사실 모든 사람이 허리가 활처럼 휘어져 발가락이 머리에 닿을 만큼 유연할 필요도 없고, 100킬로그램이 넘는 바벨을 들어야 할 필요도 없다. 그러나 삶이 우리에게 던져 주는 과제들, 예를 들어 무거운 장바구니를 들거나, 가방을 메고서 계단을 오르거나, 여행용 캐리어를 끌고 언덕을 오르거나 하는 일상적인 도전들을 수행할 수 있는 근력은 되도록 갖출 필요가 있지 않을까.

회원들에게 근력을 설명할 때 나는 자동차 엔진을 비유로 든다. 내 몸이 SUV만 해도 근력이 경차 수준이면 그냥 걷고 움직이는 것도 고된 일이지만, 내 몸이 경차 크기여도 근력이 탱크 수준이면 일상에서 경험하는 거의 모든 신체 활동이 가뿐할 것이라고. 게다가 강한 엔진이 대개 기름을 많이 소모하게 되어 있듯이, 근력이 강한 사람은 같은 활동을 해도 열량을 더 많이 태울 수 있다. 아무리 오래 걷고 달려도 살이 빠지지 않는 이유가 궁금하다면 자신이 근력 운동에 얼마나 시간을 투자하는지 살펴볼 필요가 있다.

걷기와 달리기는 인간의 기본 움직임이다 보니 몸이 빨리 적응한다. 심폐 기능과 에너지 대사가 빠르게 걷고 뛰는 신체 활동 수준에 맞추어 길지 않은 시간 안에 향상된다. 다시 말해, 비슷한 강도로 오랫동안 반복해서 수행하는 걷기와 달리기는 운동 강도나 방식을 바꾸지 않는 한 몸에 변화를 유도할 새로운 자극이 되지 못할 수 있다는 뜻이다. 그래서 근력을 발달시키는 움직임이 운동 프로그램에 들어가야 하는 필요성이 더욱 크다.

근력 운동을
두려워하는 이유

"자, 이번에는 이 케틀벨을 방금 연습한 움직임으로 바닥에서부터 들어 볼 거예요."

"선생님…… 저 무거운 건 안 들었으면 좋겠는데요."

"네?"

맨몸으로 제법 힘든 운동 동작까지 소화하고도 어떤 이유에선지

4~5킬로그램짜리 기구를 들어 올리는 동작을 두려워하거나 기피하는 사람들이 있다. 기구가 무엇이든 무게감이 있어 보이는 걸 들어 올리는 동작 자체를 거부하는 것이다. 초보 트레이너 시절에는 이런 회원을 만나면 이해가 되지 않아 당황스러웠지만 이젠 그분들 마음을 어느 정도 짐작하게 되었다.

근력 운동을 기피하는 대표적인 이유 가운데 "몸이 커질 것 같아서"가 있는데 이는 주로 여성들이 드는 이유다. 성별에 관계없이 자주 거론되는 이유로는 "어려워서", "방법을 몰라서", "지루하고 다칠 것 같아서" 같은 게 있다. 걷기나 달리기와 달리 근력 운동은 조절된 움직임을 구사해야 하는데, 우리나라에서 나고 자란 사람들은 책상에 앉아서 공부하는 법은 배워도 근력 운동을 체계적으로 배우는 경우는 많지 않다. 그러니 어렵게 느껴질 수밖에.

게다가 근력 운동에 대한 이야기들이 너무 다양해서 오히려 우리를 혼란스럽게 만들기도 한다. 근력 운동을 동작별로 나누어서 여기에서는 이렇게 운동하라고 하고, 저기에서는 저렇게 하라고 한다. 딱 하나의 올바른 근력 운동만 있다고 할 수는 없지만, '나는 맞고 너는 틀리다'의 혼란에서 빠져나올 수 있는 방법은 있지 않을까?

이럴 때 수학 시간의 교훈을 떠올려 보자. 수학 시간엔 늘 비슷한 순서로 학습이 진행된다. 첫째, 기본 개념을 배운다. 둘째, 기본 개념을 적용한 기본 문제를 푼다. 셋째, 기본 개념을 응용한 복잡한 문제를 푼다. 근력 운동도 이렇게 접근하면 단순하고 명료해진다. 첫째, 기본 움직임 요소를 배운다. 둘째, 기본 움직임 요소에 무게를 더해 본다. 셋째, 기본 움직임 요소를 응용해 복잡한 움직임을 해 본다. 둘째 단계까지가 대부분의 운동 시설에서 하는 근력 운동이라면, 셋째 단계부터는 선수 트레이닝이나 다양한 스포츠 활동으로 확장될 것이다.

엉덩관절을 이용하면
허리가 튼튼해진다

근력 운동의 시작점은 앞서 설명한 호흡과 코어 운동이다. 호흡과 코어 운동을 통해 척추를 안정화한 다음 걷고 달리는 데 크게 문제가 없는 수준까지 이르렀다면, 이제는 서서 하는 근력 운동도 충분히 소화할 수 있다..

서서 하는 근력 운동의 기본 움직임은 엉덩관절(고관절)을 이용하여 이뤄진다. 본격적으로 운동을 설명하기에 앞서 먼저 엉덩관절 움직임의 중요성을 짚고 넘어갈 필요가 있다.

척추 아래쪽 좌우에 골반이 붙고 여기에 다리뼈가 연결되는데, 골반과 다리뼈가 연결되는 곳이 엉덩관절이다. 그런데 평소에 오래 앉아 있고 운동을 별로 하지 않는 사람들은 허리와 엉덩관절의 움직임을 분리하지 못하게 되어 엉덩관절을 써야 할 때 쓰지 못하는 경우가 적지 않다.

예를 들어 바닥에 있는 짐을 들 때 허리만 둥그렇게 숙이는 경우가 그렇다. 그렇게 허리를 굽히면 척추에 가해지는 부담이 커져서 부상을 입기 쉽다. 무거운 것을 들 때도 그렇지만 가벼운 것을 든다 해도 위험은 작지 않다.

서 있을 때 오리처럼 엉덩이가 뒤로 쭉 빠지고 허리가 C자 모양으로 과도하게 뒤로 꺾인 자세 역시 엉덩관절의 움직임이 좋지 못한 경우다. 엉덩관절의 움직임을 적절하게 조절하지 못하니 골반이 제자리를 찾지 못하고, 그 결과 허리가 더 많이 움직여 몸의 균형을 맞춘 것이다. 이 자세 역시 척추에 가해지는 부담이 바르게 선 자세에 비해 크다.

하지만 엉덩관절이 적절하게 움직이면 이러한 위험이 뚜렷하게 줄어든다. 호흡을 통해 허리에 장착한 에어백을 유지하기 유리해져 척추가 잘 고정되고, 코어 근육들이 척추를 단단히 지탱한 채 움직임이 이뤄지므로 허리가 더 안정되는 것이다.

그렇다면 어떻게 엉덩관절을 이용하는 것일까? 이제 그에 대해서 살펴볼 차례다.

시작은 힙 힌지

데드 버그나 버드 도그는 눕거나 엎드려서 팔과 다리를 움직이는 동작이다 보니 척추가 안정된 상태에서 수행하기가 쉬운 편이다. 이에 비해 서서 하는 동작들은 발을 바닥에 고정한 채 몸을 움직이다 보니 평소 습관대로 척추를 움직이는 경우가 많다. 그래서 선 자세에서 운동을 시작할 때는 동작 시 척추 움직임이 적은 데드 버그나 버드 도그를 먼저 연습한다. 그러면서 강도를 높여 가는 순서로 진행하는 게 척추 안정성을 유지하는 데 좋다. 이 때 반드시 연습해야 하는 동작이 바로 힙 힌지(엉덩관절 경첩 운동)다.

다음 그림에서 볼 수 있듯이 엉덩관절의 움직임은 골반이 앞으로 혹은 뒤로 기울어지게 도와준다. 이를 통해 척추의 과도한 구부러짐 없이 똑바로 서거나, 상체를 앞으로 숙이거나, 쪼그려 앉을 수 있게 된다. 그래야 척추에 가해지는 스트레스가 줄어든다.

엉덩관절의 기본 움직임은 힙 힌지다. 곧게 뻗은 막대를 이용하면 힙 힌지를 정확하고 쉽게 연습할 수 있다.

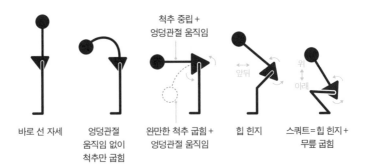

바로 선 자세   엉덩관절 움직임 없이 척추만 굽힘   척추 중립 + 엉덩관절 움직임 / 완만한 척추 굽힘 + 엉덩관절 움직임   앞뒤   힙 힌지   위 아래   스쿼트=힙 힌지 + 무릎 굽힘

힙 힌지

1 막대를 등 뒤에 댄다. 세 군데 포인트(머리, 등 가운데, 골반 뒤쪽)가
　막대에 닿도록 한다.

2 목과 허리 뒤에 손을 넣어 막대를 잡는다.

3 의자에 앉듯이 엉덩이를 뒤로 빼면서 상체를 숙인다. 이때 세 군데
　포인트가 계속 막대에 닿아 있도록 한다. 무릎은 앞이나 뒤로 과도하게
　움직이지 않는다.

4 세 군데 포인트의 접점을 유지할 수 있는 범위 내에서 숙였다가
　발로 지면을 누르며 일어나 선 자세로 돌아온다.

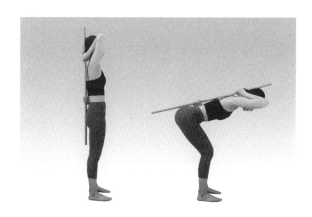

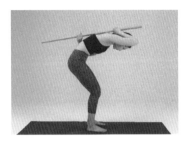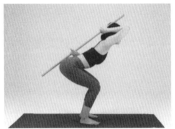

잘못된 힙 힌지 자세

막대를 이용하는 게 좋은 이유는, 막대에 닿아 있는 세 접점을 지키면 자연스러운 척추 정렬을 유지할 수 있기 때문이다. 또 자기가 습관적으로 어떻게 움직이는지 알아차리기도 쉽다. 만약 골반이나 머리 쪽이 막대와 떨어진다면 척추를 앞으로 동그랗게 구부린다는 뜻이고, 등이 떨어지면 척추가 필요 이상으로 젖혀졌다는 뜻이다. 습관적인 움직임을 수정할 때는 정확한 동작에 익숙해질 때까지 자신의 움직임 정보를 알려 줄 수 있는 있는 도구를 적극 활용하도록 하자.

진화하면
데드 리프트

힙 힌지 동작에 익숙해지면 이 움직임이 몸에 배도록 해야 한다. 몸에 새로운 움직임을 심고 강화하는 방법은 같은 움직임에 부하를 더하는 것이다. 우선은 두 손으로 3~4킬로그램짜리 가벼운 기구를 들고 힙 힌지를 연습해 본다. 자세가 흐트러진다면, 한 손으로 기구를 들고 다른 손으로는 등 뒤로 막대를 잡고 연습하면 자세 유지에 도움이 된다.

이렇게 기구를 들고 하는 힙 힌지 동작이 바로 대표적인 근력 운동인 데드 리프트다. 데드 리프트는 바벨이나 덤벨, 케틀벨로 모두 할 수 있는데 기본 움직임이 바로 힙 힌지다. 다만 기구에 따라서 무릎을 굽히는 각도와 보폭이 다를 수는 있다.

데드 리프트는 힙 힌지의 모든 요소를 지키면서 기구가 몸에 최대한 가깝게 붙어서 움직이도록 하는 데 집중한다. 몸의 무게중심으로 기구를 가깝게 가져올수록 허리에 가해지는 부하가 줄어들고 온몸 근육을 고르게 쓸 수 있기 때문이다.

처음 경험하는 무게의 기구로 연습할 때는 반복 횟수가 5회를 넘지 않도록 한다. 처음 경험하는 무게에서는 자세 조절이 더 어려운데다 반복 횟수가 많아질수록 처음 자세에서 벗어나기 쉽기 때문이

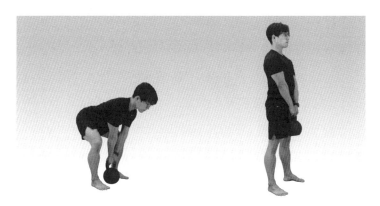

케틀벨 데드 리프트

다. 반복 횟수는 움직임 조절이 원활해지고 근력이 늘면 그에 따라 알아서 는다. 횟수보다는 정확한 동작으로 의미 있는 반복을 쌓아 가는 데 주안점을 두자.

어릴 때는 할 수 있었지만
어른이 되어서는
잃어버린 동작

내가 처음으로 스트롱 퍼스트 케틀벨 지도자 과정에 참여했을 때 마스터 지도자가 이런 이야기를 들려주었다.

"한국인들에게는 스쾃에 대해 크게 가르칠 게 없다. 이미 다들 스쾃을 할 줄 안다."

스쾃이 무엇인지 모른다고? 그렇다면 '쪼그려 앉기'를 떠올리면 된다. 스쾃이란 한마디로 쪼그려 앉았다 일어섰다를 반복하는 동작이니까. 세세한 부분에서는 차이가 있을 수 있지만 거의 비슷하다.

아마도 대부분의 사람들이 어릴 때 쪼그려 앉아서 놀 수 있었을 것이다. 쪼그려 앉아서 흙장난도 치고 친구와 몸싸움도 하고 하다가 갑자기 벌떡 일어나서 달리기도 하고, 서 있다가 후다닥 쪼그려 앉기도 했을 것이다. 이런 움직임은 한국인들에게 매우 자연스러웠다. 그렇게 앉아서 하는 일도 많았으며, 식탁과 의자를 쓰는 대신 방바닥에 상을 놓고 앉아 밥을 먹는 풍경도 우리에겐 익숙하다.

그러나 한국인에게는 스쾃을 가르칠 일이 없다는 것도 이젠 옛말이 되었다. 의자 문화가 우리 생활에 깊숙하게 파고들었고, 몸을 움직여 일하는 시간보다 의자에 꼼짝 않고 앉아서 눈과 손가락만 움직여 일하는 시간이 길어졌기 때문이다. 그러다 보니 하체의 유연성과 운동 범위가 줄어들었고, 이에 따라 스콰트은 제대로 하기 어려운 동작이 되었다. 맨몸으로 앉았다 일어나기도 힘드니 기구를 들고 하는 스콰트은 아예 시도조차 못 하는 상황이다.

그래서 나는 역으로 신규 회원에게 스콰트을 해 보라고 주문한다. 스콰트 동작을 분석하면 회원의 발, 발목, 무릎, 엉덩관절, 척추 조절 능력을 단번에 알 수 있기 때문이다. 시켜 보면 어떤 사람은 발을 바닥에 못 붙이고 엉덩방아를 찧으며 오른쪽이나 왼쪽 또는 뒤로 넘어지고, 어떤 사람은 무릎이 안이나 바깥으로 과도하게 움직이며, 또 어떤 사람은 다리 모양은 그럴싸한데 상체를 웅크리거나 활처럼 뒤로 젖힌다. 개중에는 스콰트 동작은 원활하게 소화하지만 무릎이나 엉덩관절에서 소리가 나거나 원인 불명의 통증을 느끼는 사람도 있다. 이렇게 다양한 자세와 제한된 움직임을 보이는 데는 여러 이유가 있겠지만 근본 원인은 하나다. 평소에 깊이 앉았다 일어나는 동작을 거의 하지 않고 늘 제한된 범위 안에서만 움직이기 때문이다.

이런 제한된 움직임이 스콰트을 하는 데 방해가 된다는 사실을 많은 사람들이 간과한다. 그리고 인터넷이나 책에서 얻은 정보를 바탕으로 혼자서 스콰트을 반복한다. 그 과정에서 동작이 더 좋아지면 괜찮은데 그렇지 않은 경우도 있다. 그럴 때는 문제가 생긴다.

E 회원은 케틀벨 스윙을 배우고 싶어서 개인 레슨을 받았다. 케틀벨 스윙이 다이어트에 좋다는 이야기를 듣고서 배워야겠다고 생각했다. 그가 첫 만남에서 흥미로운 이야기를 들려주었다.

"저는 스콧을 하면 무릎이 아프고 허리도 불편한데 케틀벨 스윙을 해 봤더니 불편하지 않더라고요. 그래서 이걸 좀 배우고 싶어요."

케틀벨 스윙은 바닥에 멈춰 있는 케틀벨을 순간적으로 뒤로 강하게 던졌다가 전신의 힘으로 앞으로 던져 올리듯 들어 올리는 동작이다. 많은 사람들이 케틀벨 스윙에 허릿심을 쓴다고 오해한다. 하지만 케틀벨 스윙은 강한 엉덩이를 비롯한 하체 전체의 힘과, 척추를 흔들림 없이 유지할 수 있는 고도의 코어 조절 능력이 요구되는 동작이다. 스콧에 비해 훨씬 어렵고 몸에도 훨씬 큰 부하가 가해지는 운동인 것이다. 그런데 스콧을 하면 무릎과 허리가 불편하고 케틀벨 스윙을 하면 괜찮다니! 나의 운동 상식으로는 납득하기 어려웠다.

E 회원에게 스콧을 해 보라고 주문했다. 스콧을 할 때 E 회원은 발목이 거의 움직이지 않았다. 그러다 보니 두 무릎이 안으로 심하게 무너지며 서로 맞닿을 듯이 모여 다리가 X자 모양이 되고, 허리도 불안정하게 흔들렸다. 엉덩관절 움직임이 좋아 힙 힌지를 정확히 하고, 몸이 유연해 손끝이 발에 쉽게 닿고, 몸통 조절 능력도 갖추어서 플랭크도 곧잘 했지만, 발목 움직임이 심각할 정도로 부족해서 스콧

이 어려웠던 것이다. 물론 케틀벨 스윙도 어느 정도 흉내를 내는 수준이었지 동작이 안정적이라 하기는 어려웠다.

E 회원과는 여러 차례 수업을 이어 가면서 발목 움직임을 개선하는 운동 프로그램도 계속했다. 스쾃은 계속 어려워했지만 이전보다 깊이 앉았다 일어나면서도 통증을 느끼지 않을 만큼은 되었다. 케틀벨 스윙도 자세가 훨씬 안정적으로 되어서 처음 시도했던 무게를 한 팔로 거뜬히 다룰 수 있을 만큼 강해졌다.

E 회원에게 지도한 운동 프로그램의 상당 부분이 케틀벨 스윙을 개선하기 위한 게 아니라 전보다 편하게 쪼그려 앉았다가 일어날 수 있도록 하는 동작으로 채워졌다는 점을 강조하고 싶다. 맨몸으로 잘 움직일 수 있으면 강도가 더 세지는 운동도 편하게 소화할 수 있다는 사실을 기억하자.

흥미로운 건 비단 E 회원만 그런 게 아니라는 점이다. 여러 회원들이 혼자서 스쾃을 해 보다가 통증을 느꼈다고 고백해 왔다. 그런 사례들을 접하면서, 근력 운동을 즐겨 하는 사람들 사이에 회자되는 "닥치고 스쾃!"이란 말이 내겐 "다치지 않게 스쾃!"으로 다가왔다.

다시 한 번 이야기하지만 현대인에게 스쾃이란 곧바로 할 수 없는 동작이 되었다. 그 사실을 인정하자. 시작은 힙 힌지다. 힙 힌지 동작에서 무릎을 더 많이 굽히면서 엉덩이가 아래로 내려가면 그게 바로 스쾃이다. 따라서 숙달할 때까지 힙 힌지를 먼저 연습해야 한다. 힙 힌지가 원활하게 이루어지지 않으면 스쾃을 할 때 무릎에만 의존하게 되거나 척추를 제대로 펴고 동작할 수 없을 것이다.

그러나 E 회원처럼 힙 힌지를 숙달했더라도 스쾃이 원활하게 되지 않는 경우가 많다. 스쾃에서는 힙 힌지에서보다 발목과 엉덩관절의 움직임이 더 많이 요구되기 때문이다. 이런 경우 스쾃에 들어가기에 앞서 발목과 엉덩관절의 운동 범위를 넓히는 연습을 먼저 하여 스쾃을 편하게 할 수 있는 몸 상태를 만들도록 한다. 발목과 엉덩관절의 움직임을 원활하게 조절하기 어렵다면 보조 도구를 활용해서 스쾃을 하거나(뒤에 따로 설명) 운동 프로그램에서 스쾃을 제외하는 게 좋다.

스쾃에 도움이 되는 가동성 운동을 소개한다. 이 동작은 달리기나 걷기를 개선하는 데도 도움이 되므로 폭넓게 활용하도록 하자.

스쾃을 하기 전에 준비할 것 1: 발목 유연성

이 동작은 그라운드 포스 메서드(Ground Force Method)라는 트레이닝 시스템에서 소개하는 기본 동작 중 하나다. 아기가 걸음마를 떼기 전, 엉덩이로 앉은 상태에서 몸을 일으켜 세우는 일련의 과정을 본 딴 것으로, 이 동작을 통해 발목을 당기고 밀어 내는 연습을 할 수 있다. 무릎 관절을 다친 적이 있는 사람은 동작을 수행하기 전에 반드시 전문의와 상의하도록 한다.

마님 자세

1. 오른다리를 세우고 이른바 '마님 자세'로 앉는다. 무리가 안 되는 선에서 발을 골반에 가깝게 붙인다.

2. 이 자세에서 척추를 곧게 세우고 부드럽게 숨을 쉰다. 다리가 벌어지는 각도는 자신의 다리뼈 길이나 운동 범위에 따라 달라질 수 있으니, 척추 정렬과 호흡을 바르게 유지할 수 있는 범위에서 자세를 취한다.

3. 처음에는 좌우로 다리를 바꿔 가며 이 자세만 반복해서 만들어 본다.

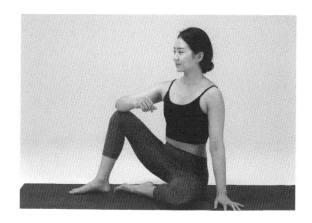

마님 자세가 익숙해졌다면 다음 단계로 나아가 본다.

피겨 포 런지

1 마님 자세로 앉는다.

2 천천히 몸을 앞쪽으로 가볍게 기울이면서 바닥에 내려놓은 다리로
　지면을 밀어 엉덩이를 들어 올린다.

3 엉덩이가 바닥에 있는 발 뒤꿈치 위로 올라가게 앉는다. 이때 세운
　다리의 발 뒤꿈치가 바닥에서 떨어지지 않도록 한다. 세운 다리의 발
　뒤꿈치를 바닥에 붙이고 동작을 수행하기 어렵다면, 자기 발목의 운동
　범위에 비해 발이 너무 골반 가까이 붙어 있다는 뜻이다. 발 위치를
　조정해서 다시 해 본다.

4 동작을 하면서 발과 다리가 능동적으로 바닥을 밀어 내는 감각을
　유지하고 척추를 바르게 세운다. 엉덩이를 들어 올려 일어나는
　과정에서 세운 다리의 발 쪽으로 체중을 옮기는 연습에 집중한다.

5 다리를 바꿔 다른 쪽으로도 연습한다.

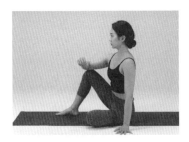 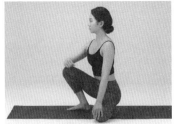

걸음마를 떼기 전 아기들은 엉덩이로 앉은 상태에서 이와 같은 움직임을 통해 자기 몸을 일으켜 세우는 힘을 기른다. 요즘 사람들은 바르게 서고 앉는 경험이 부족하므로, 원초적인 움직임을 다시 배우는 것으로 운동을 시작하는 지혜를 발휘할 필요가 있다.

스쾃을 하기 전에 준비할 것 2: 엉덩관절과 골반 유연성

이 동작은 스트롱 퍼스트 케틀벨 지도자 과정의 커리큘럼에서 활용하는 기본 가동성 운동이다. 이 동작에서 가장 주의해야 할 요소는 척추 움직임을 최소화하는 것이다. 엉덩관절을 중심으로 움직여야 할 때 척추 움직임이 크면 스쾃이나 다른 운동 동작을 원활하게 수행할 수 없다. 힙 힌지 연습에서처럼 등 위에 막대를 올려 두고 머리, 등, 골반 뒤쪽의 세 지점이 막대에 닿은 채로 연습하면 동작을 바르게 하는 데 도움이 된다.

개구리 스트레칭

1 네 발로 기어가는 자세를 취한다. 엉덩관절이 많이 뻣뻣한 사람은 손을 바닥에 짚고, 엉덩관절 운동 범위에 여유가 있는 사람은 팔꿈치를 바닥에 짚는다. 손이나 팔꿈치는 어깨의 수직 아래에 둔다.

2 양 무릎과 발을 골반 너비보다 조금 넓게 벌리고 발뒤꿈치가 천장을 향하도록 발을 세운다. 발가락으로는 바닥을 능동적으로 누른다.

3 척추 정렬과, 막대와 몸의 세 접점을 유지한 채로(혼자서 할 때는 팔꿈치로 바닥을 지지해야 등이 바닥과 평평해져서 막대를 올려놓을 수 있음.) 몸통을 엉덩이 방향으로 움직인다. 이때 양다리를 바깥쪽으로 벌리고 골반을 발뒤꿈치 사이로 당기는 힘을 준다.

4 다시 다리를 뒤로 밀어 내듯 힘을 주어 처음 자세로 돌아온다.

5 여러 차례 반복하여 동작이 원활해졌다면 무릎과 발을 좀 더 넓게 벌려서 연습한다.

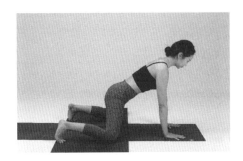

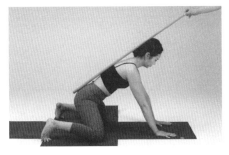

이 동작의 목적은 골반이 바닥에 완전히 붙도록 다리를 좌우로 벌리는 게 아니다. 가능한 범위에서 엉덩관절이 벌어지고 경첩으로 접히는 능력을 키우도록 연습하는 데 있다. 호흡과 척추 정렬을 바르게 유지하고서 동작의 깊이를 조금씩 더해 가도록 한다.

스쾃을 하기 전에 준비할 것 3:
강하고 유연한
엉덩이 근육

엉덩이 근육은 강하면서도 유연해야 한다. 서서 하는 모든 동작에서 엉덩이 근육이 중요하게 작용하기 때문이다. 이 엉덩이 근육의 역할이 스쾃을 할 때는 더욱 중요해진다. 무릎이 안쪽으로 무너지지 않도록 다리뼈를 바깥쪽으로 잡아줄 뿐만 아니라, 앉았다 일어날 때 무릎 관절에 가해지는 부하를 줄이면서 강하게 일어서도록 돕기 때문이다.

다음 스트레칭은 엉덩이 근육을 강하고 유연하게 만드는 동작이다. 이 동작 역시 개구리 스트레칭처럼 척추를 안정적으로 유지하면서 실시한다. 각 단계마다 다리를 바꿔 가며 연습하며, 아래쪽 허리가 굽어지지 않도록 특히 주의한다.

90-90 스트레칭

1단계

바닥에 왼쪽 엉덩이로 앉는다. 왼무릎을 90도로 굽혀 몸 앞에 두고,
오른무릎도 90도로 굽혀 몸 옆에 둔다. 골반과 어깨가 왼쪽 정강이와
평행하도록 자세를 잡는다. 손은 다리 옆 바닥을 짚는다. 이 상태에서
상체를 세우기 힘들다면 의자나 요가 블럭을 손으로 짚고 상체를 세운다.
이 자세를 취하는 것만으로도 엉덩이에 강한 스트레칭 자극을 느낀다면
이 상태에서 가만히 머무른다.

그다음, 척추를 곧게 펴고서 가슴 가운데를 대각선 위로 끌어 올린다는
느낌으로 가능한 만큼만 상체를 앞으로 기울인다. 그 상태로 가만히
머무른다.

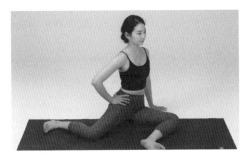

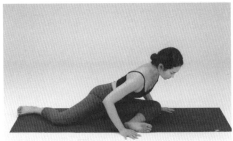

1단계 마무리 자세에서 손으로 지지하지 않고 다리로 바닥을 누르며 체중을 지지하여 자세를 유지한다. 앞으로 내민 다리로 제기차기 하듯 힘을 쓴다.

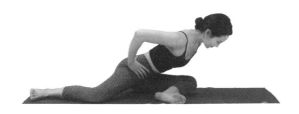

2단계 정지 자세에서 다리로 바닥을 지그시 누르며 상체를 수직으로 세운다. 이때 허리가 과도하게 젖혀지지 않도록 한다. 앞으로 내민 다리는 제기차기 하듯 힘을 쓴다. 잠시 멈추었다가 다시 2단계 자세로 내려갔다 올라오기를 반복한다. 엉덩이 쪽의 자극을 느껴 본다.

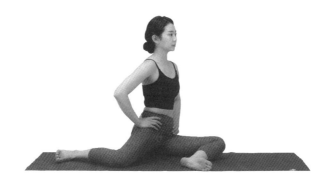

2단계(또는 1단계) 자세에서 몸 옆에 있는 다리를 뒤쪽으로 뻗는다.
뒤로 뻗은 다리의 허벅지 앞쪽과 무릎은 바닥을 향하게 한다.
이렇게 하면 뒤로 뻗은 다리의 엉덩관절 앞쪽이 엉덩이 근육과 함께
스트레칭된다. 무릎에 무리가 오는 경우 엉덩이 아래에 베개나 블록을
받쳐 높이를 올려 줄 수 있다. 좌우 골반이 모두 정면을 향하게 유지한
상태에서 하는 것이 중요하다.

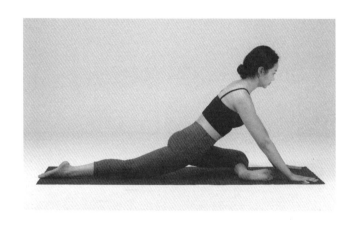

2장에서 소개한 코어 운동으로 척추 움직임을 조절할 수 있게 되었고, 가동성 운동으로 발목과 엉덩관절의 움직임이 편해졌다면 이제 스쾃을 해 볼 차례다. 스쾃이라 하면 흔히들 일어선 상태에서 쪼그려 앉았다가 다시 일어나는 동작을 떠올린다. 사실 그렇게 배우는 경우도 많다. 하지만 그 전에 질문을 한번 던져 보자.

'인간이 태어나서 처음 하는 스쾃은 일어선 상태에서 시작할까, 아니면 앉은 상태에서 시작할까?'

본래 스쾃은 아기가 두 다리로 서는 과정의 한 부분이다. 엉덩이를 바닥에 깔고 앉아 기어 다니다가 무언가를 잡고 일어서는 일련의 과정이 스쾃이 되는 것이다. 따라서 스쾃은 먼저 일어서는 법을 배워가는 과정이다. 또한 걸음마를 익혀 가는 아기들은 물론이고 성인들역시 선 상태에서 자세를 제어하며 앉기보다 앉은 상태에서 벌떡 일어나는 게 더 쉽다. 앉는 동작은 속도를 통제하는 과정이지만 일어서는 과정은 근육을 수축해 힘을 쓰기만 하면 돼서 상대적으로 더 단순하기 때문이다. 그래서 나는 스쾃을 처음 시작하는 사람들에게 코어 운동 파트에서 소개한 네 발로 기기 동작에서 스쾃으로 전환하는 방법을 먼저 소개하고는 한다.

네 발로 기기에서 앉기

1 어깨 수직 아래 손, 골반 수직 아래 무릎을 두고 네 발로 기어가는
  자세를 만든다. 각자의 신체 구조나 손목, 무릎, 엉덩관절의 운동
  범위에 따라 손과 무릎의 위치를 좀 더 편하게 조정한다.

2 발을 고정하고 손만 천천히 발 쪽으로 옮겨서 몸통이 뒤꿈치 사이로
  오게 한다. 이때 두 발로는 능동적으로 바닥을 누르면서 몸을 지지할
  준비를 한다.

3 손이 발과 더 이상 가까워질 수 없는 위치에 오면 손을 천천히
  바닥에서 떼면서 상체를 세운다. 무릎은 발끝 방향을 보도록 하고
  뒤꿈치는 바닥에 밀착한다. 척추 정렬을 바르게 유지한다. 뒤로
  넘어지지 않도록 균형을 잡기 위해 팔을 가볍게 앞으로 뻗어야 할 수도
  있다. 스쾃의 앉은 자세가 완성되면 그 상태로 잠깐 멈추고 버텨 본다.

4 다시 손을 바닥에 짚은 다음 앞쪽으로 옮겨서 네 발 기기 자세로
  돌아간다.

5 이 과정을 여러 차례 반복하면서 발목과 무릎, 엉덩관절과 척추가
  스쾃에 필요한 움직임에 익숙해지도록 한다.

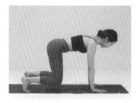 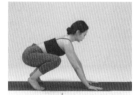 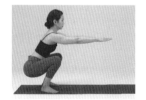

손목이 아픈 사람은 주먹을 쥐고 하거나 푸시업 바를 이용하면 도움이 된다. 또는 의자나 소파에 손을 대고 네 발로 기기 자세를 한 다음 스쾃으로 연결할 수도 있다. 이렇게 하면 어깨에 가해지는 부담도 줄어들므로 어깨가 불편한 사람이 연습하기에도 수월해진다.

네 발로 기기에서 앉는 자세로 전환하는 것이 익숙해진 다음에는 앉은 상태에서 곧바로 벌떡 일어서는 동작까지 이어서 해 본다. 일어설 때는 무릎이 안쪽으로 무너지거나, 뒤꿈치나 발바닥 앞쪽이 바닥에서 떨어지지 않도록 주의한다. 또 무릎을 편다기보다는 발바닥 전체로 바닥을 누르면서 몸통을 위쪽으로 똑바로 밀어 올린다는 느낌으로 해 본다.

스쾃에 도전하자

주저앉은 상태에서 일어서는 동작이 익숙해지면, 선 상태에서 앉는 연습으로 넘어가도 된다. 앉는 동작은 일어나는 동작을 거꾸로 하면 된다.

스쾃에 관여하는 주요 관절의 움직임 범위를 넓히는 운동을 한 후에도 스쾃을 하는 데 어려움을 겪는 경우가 있다. 특히 힙 힌지 동작을 기본으로 하는 데드 리프트 동작과 스쾃을 좀처럼 구분하지 못하여 그러는 경우가 많다. 두 동작을 비교하자면, 엉덩이가 앞뒤로 움직이는 힙 힌지와는 달리 스쾃에서는 엉덩이가 위아래로 움직이는 게 핵심 동작이다.

엉덩이가 내려갈 때는 가상의 의자를 엉덩이로 누르며 앉는다고 상상한다. 힘없이 중력에 이끌려 주저앉는 게 아니라 능동적으로 엉덩이를 뒤꿈치 쪽으로 끌어 내린다. 모든 동작 범위에서 자기 힘으로 자세를 조절해야 한다.

인터넷에서 스쾃을 검색해 보면, 무릎이 발끝을 넘어가면 안 된다거나 엉덩이를 뒤로 많이 빼야 한다고 설명하는 데서 대부분 그친다. 하지만 사람마다 몸도 다르고 운동 능력도 다르므로 획일적인 기준을 자신에게 적용하는 것에는 문제가 있다. 척추나 다리 길이의 차이에 따라 엉덩이 움직임, 상체가 기울어지는 각도, 무릎 위치에서 차이가 생길 수 있기 때문이다.

허벅지가 상대적으로 긴 사람은 엉덩이가 더 많이 뒤로 밀리기 때문에 무게중심을 맞추기 위해 상체가 더 앞으로 기울어질 수 있다. 상체가 긴 사람도 비슷한 자세가 나올 수 있다. 반대로 허벅지 길이가 짧고 상체 길이도 짧다면 상체를 잘 세우고도 깊게 앉기 쉬울 수 있다. 이렇게 무게중심을 맞추는 과정에서 어떤 사람은 불가피하게 무릎이 더 앞으로 나가야만 할 수도 있다. 정강이나 척추가 상대적으로 길 때가 그렇다.

스쾃을 바르고 효율적으로 하려면, 동작 시 각 관절의 움직임을 비롯한 운동 메커니즘 전체를 조망하면서 스쾃이 어떤 원리로 우리 몸을 바꾸는지를 알아야 한다. 그리고 자기 몸의 특성과 운동 능력에 대해서도 어느 정도 파악해야 한다. 이를 바탕으로 각자 자기에게 적합한 스쾃 자세를 찾고 움직임 방향을 이해하는 연습이 필요하다.

다음에 소개하는 방법들은 엉덩이(뿐만 아니라 전신)가 위아래로 수직 운동을 하되 적합한 무릎의 이동 범위를 조절하도록 도와주는 동작이다. 스쾃을 하는 데 어려움을 겪는다면 이 두 가지 방법을 활용해 보자.

면벽 스쾃

벽을 마주 보고 하는 스쾃은, 스쾃을 할 때 자꾸만 상체가 앞으로 기울어지거나 몸의 움직임 방향을 조절하는 데 어려움을 겪는 사람들에게 좋은 연습 방법이다. 또한 능동적으로 엉덩관절을 벌리고 접는 연습을 하기 때문에 무거운 기구를 다루는 스쾃을 하기 전에 워밍업으로도 안성맞춤이다. 너무 벽에 가깝게 붙기보다는 무릎이 발 앞쪽으로 충분히 나올 수 있는 공간을 두고 해 본다.

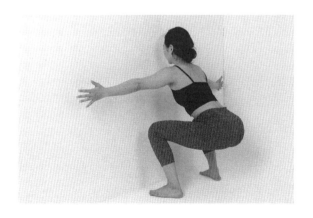

보조 기구를 이용한 스쾃

좀처럼 발목 운동 범위가 확장되지 않거나 다양한 이유로 무릎 관절이
체중을 견디기 어려워한다면 보조 기구를 이용하는 걸 권한다. TRX
같은 운동 기구를 사용하면 더없이 좋지만, 마땅한 도구가 없다면
문고리나 책상 다리에 수건을 걸어 붙잡고 할 수도 있고, 파트너의 손을
잡고 할 수도 있다. 불안정한 자세로 괴롭게 하는 것보다 안정적인
자세로 정확하게 반복하는 편이 운동 효과를 높이고 몸에 긍정적인
변화를 주는 데 더 유리하다.

무게중심 맞추는 연습을 더하고 싶다면, 앉을 때는 보조 기구를 이용하고
일어서기 전에 보조 기구를 놓는다. 이때 엉덩이 위치를 고정하고 척추의
움직임 없이 균형이 유지되도록 발바닥 앞쪽과 뒤쪽으로 체중을 고르게
나누어 싣는다.

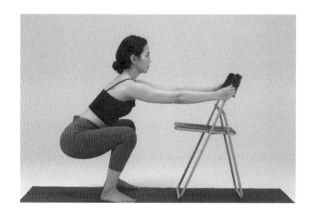

맨몸으로 스콰을 할 수 있게 되었다면 무게
가 나가는 기구를 들고 스콰을 연습하면서 차근차근 근력을 늘려 가
도록 한다. 힙 힌지 연습을 데드 리프트로 이어 가듯, 맨몸 스콰을 기
구 스콰으로 이어 가는 것도 당연한 과정이다. 그런데 이 단계에 이
르면 허벅지가 너무 두꺼워질까 봐 걱정하는 사람들이 꼭 나온다.
하지만 일을 한다고 모두 부자가 되지 않듯이, 무거운 기구를 든다
고 모두 역도 선수가 되는 것은 아니다.

기구 스콰은 바벨, 덤벨, 케틀벨 등을 가지고 다양하게 할 수 있
다. 이 가운데 바벨 스콰은 파워 리프팅이나 역도, 바벨 근력 훈련을
전문으로 가르치는 지도자에게 배울 것을 권한다. 바벨 스콰에서는
기본 움직임 외에 바벨이란 기구를 다루는 기술적인 부분이 굉장히
중요하기 때문이다. 또한 다른 운동 기구보다 무게도 훨씬 더 나가
고 크기도 커서 좌우 앞뒤 균형이 조금만 틀어져도 척추에 회전력이
가해진다. 부상을 입을 위험이 더 높다는 뜻이다. 그만큼 정확한 기
술이 더 요구된다.

나는 운동 초심자들에게 고블릿 스콰을 주로 권한다. 이 동작은 케
틀벨이든 덤벨이든 무게가 나갈 만한 것을 가슴 앞에서 양손으로 들
고 하기 때문에 많은 기술이 요구되지 않는다. 또한 무게중심을 잡는
데 유리한 면이 있어 스콰 동작을 교정하는 효과를 거둘 수도 있다.

고블릿 스쾃

기구를 두 손으로 들고 몸의 무게중심을 느껴 보자. 들고 있는 기구가
발 중심 위에서 수직으로 움직이도록 스쾃을 한다. 앉을 때 무게 균형을
맞추기 위해 기구를 몸 앞쪽으로 살짝 밀었다가 일어나면서 원위치로
당겨 오면 좀 더 쉽다. 기구는 두 손을 꽃받침 모양으로 해서 받쳐 들어도
좋고, 기구 손잡이를 잡아도 된다. 가장 안정적으로 느껴지는 자세가
좋다.

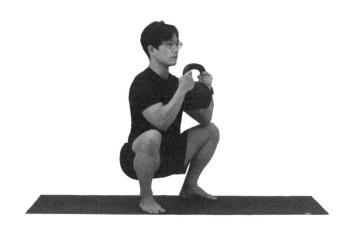

스쾃이 전부는 아니다

힙 힌지와 스쾃은 다소 차이는 있지만 모두
엉덩관절을 중심으로 움직이고 하체 전체를 이용해 힘을 만든다. 그
리고 양발을 나란히 두고 좌우가 대칭인 움직임이다. 이 두 움직임
에 익숙해졌다면 하체의 기본 움직임과 근력 강화의 토대를 절반 이
상 만들었다고 볼 수 있다.

그런데 여기서 질문 하나. 우리가 일상생활에서 양발을 나란히 두고 움직이는 시간이 얼마나 될까? 양발을 나란히 두고 좌우 대칭으로 수행하는 움직임은 상대적으로 조절도 쉽고 무거운 기구를 다루는 데도 유리하기 때문에, 꾸준히 근력을 발달시키는 데 좋은 운동 자세다. 그러나 신체의 좌우 불균형을 관리하거나, 걷고 달리거나, 다양한 스포츠 활동을 하는 데 필요한 입체적인 움직임을 개선하기에는 다소 부족한 면이 있다. 당장 걷기나 달리기만 봐도 양다리가 교대해 가며 한 다리로 서서 몸 전체를 지지하는 움직임이며, 역도 같은 특별한 경우를 뺀 거의 모든 스포츠 활동은 비대칭적인 움직임으로 이뤄졌다고 해도 과언이 아니다!

따라서 발이 엇갈려 서 있는 비대칭 자세, 또는 한 다리로 균형을 잡은 상태에서 움직이는 운동도 우리에게는 반드시 필요하다. 그런 운동의 대표 주자가 바로 런지다. 런지를 간단히 설명하면, 양다리를 앞뒤로 벌리고 서서 무릎을 굽혔다 폈다 하면서 몸통을 위아래로 움직이는 운동이라 할 수 있다.

런지 역시 스쾃과 마찬가지로 무릎을 꿇은 자세에서 일어나는 것부터 연습하면 쉽다. 이렇게 동작을 수행하면 몸통 안정성을 유지하기도 편해진다. 따라서 런지의 토대가 되는 한쪽 무릎 꿇기 자세를 유지하는 법을 익힌 뒤에, 이 자세에서 힘을 써서 일어나는 동작을 배우고, 이 동작을 이동하며 수행하는 워킹 런지로 연결하는 순서로 배워 보자.

　　　　　　한쪽 무릎 꿇기 자세, 즉 하프 닐링은 오래
앉아 생활하는 현대인의 골반을 부드럽게 만들어 주고 능동적으로
좌우 골반 균형을 조절하는 동작이다. 거울을 보면서 자세를 체크하
면 정확한 동작을 수행하는 데 도움이 된다.

하프 닐링

1　양발을 골반 너비로 벌리고 선 다음 오른발을 한 걸음 앞으로 내딛는다.
　그 자세에서 왼무릎을 바닥에 대고 똑바로 선다. 정면에서 봤을 때 왼쪽
　엉덩관절과 무릎과 발이 같은 선 위에 정렬되어 있을 것이다.

2　오른발 위치만 조절하여 오른무릎 뒤쪽 각도가 90도가 되게 한다.
　오른쪽 엉덩관절과 무릎과 발이 같은 선 위에 정렬되도록 한다.

3　이때 좌우 골반의 높이가 같아야 하며, 왼쪽 허벅지 안쪽 근육을
　사용하여 오른쪽 골반을 아래로 당겨 내리는 힘을 유지할 필요가 있다.
　자세가 정확하다면 왼쪽 골반 앞쪽과 바깥쪽, 그리고 허벅지 앞부분이
　강하게 스트레칭되는 자극을 느끼게 될 것이다.

4　다리를 바꾸어 같은 동작을 실시한다.

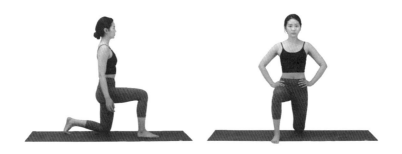

하프 닐링을 연습하는 동안 무릎에 특별한 통증이나 문제가 없고 동작에 익숙해졌다면 런지로 이어 간다.

하프 닐링에서 런지로 이어 가기

1 하프 닐링 자세에서 지지하는 두 발로 바닥을 누르며 몸통을 위쪽으로 밀어 올린다. 이때 두 발은 바닥에 그대로 붙어 있고, 힘의 방향은 바닥을 아래로 멀리 밀어 내는 쪽이어야 한다.

2 무릎을 펴는 데 너무 집착하지 말자. 처음엔 무릎을 바닥에서 떼우는 정도만으로도 좋은 연습이 될 수 있다.

3 바닥을 누르는 감각이 익숙해지면 앞에 세운 다리 쪽으로 체중을 옮기며 양발을 모아 서 본다.

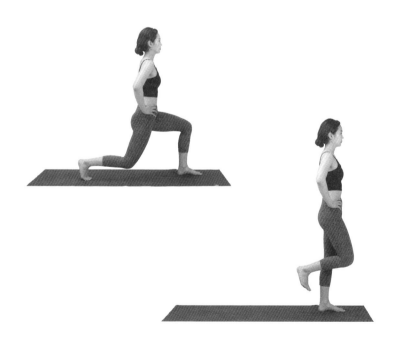

하프 닐링에서 런지로 이어 가는 연습을 할 때 대체로 다음 세 가지 실수를 많이 한다.

첫째, 지지하는 발의 뒤꿈치가 바닥에서 떨어진다. 앞으로 디딘 다리는 몸을 지지해 세우는 기둥이다. 그런데 뒤꿈치가 들리면 기둥 바닥이 일부만 땅에 닿는 셈이 되어 기둥이 온전히 힘을 쓸 수 없을 것이다. 어떤 목적이 있어서 의도적으로 뒤꿈치를 들고 하는 게 아니라면 발바닥 전체로 바닥을 단단히 누르며 동작을 한다.

둘째, 무릎이 안쪽으로 무너진다. 정강이뼈의 형태가 특별히 다른 게 아니라면 무릎은 발 앞쪽과 같은 방향을 보며 움직이도록 한다. 무릎 관절은 기본적으로 몸 앞뒤로 움직이는 구조다. 안쪽이나 바깥쪽으로 무릎이 흔들리면 무릎에 불필요한 스트레스를 줄 수 있다.

셋째, 일어나면서 몸이 과도하게 앞으로 기운다. 몸을 앞으로 기울이면 일어나기 쉽다. 체중 이동이 쉽기 때문이다. 그러나 체중을 앞쪽으로 옮겼다가 일어나면서 이른바 웨이브를 만들면, 동작은 쉬워질지 몰라도 척추의 불필요한 움직임을 피하며 다리로 몸을 지지해 일어나는 런지 동작에서 기대할 수 있는 효과가 줄어든다.

하프 닐링에서 일어나는 동작이 익숙해지면 반듯하게 선 상태에서 하프 닐링으로 내려오는 동작도 연습해 보자. 우리가 앞으로도 걷고 뒤로도 걷듯이, 올라가는 동작을 연습했다면 내려오는 동작도 연습하여 연계된 움직임을 통합해서 익힐 필요가 있다. 또한 선 자세에서 하프 닐링으로 내려오는 동작을 속도를 조절해 가면서 하면 관절 안정성을 향상시키는 연습이 될 수 있다. 달리기를 할 때 무릎이나 발목이 불안정한 사람이라면 이 동작이 도움이 될 것이다.

　　　　　지금까지는 무릎을 꿇은 상태에서 일어나는 방식으로 런지를 연습했다. 이제 선 상태에서 런지로 이행하는 연습을 해 보자. 워킹 런지는 선 상태에서 앞으로 걸어가며 런지를 수행하는 동작이다.

워킹 런지

1. 양발을 골반 너비 정도로 편하게 벌리고 양발 끝이 나란히 앞을 보게 해서 선다.
2. 한 발을 앞으로 내딛고 뒤에 있는 무릎을 바닥 쪽으로 천천히 내려 하프 닐링 자세를 잡는다. 다만 무릎이 바닥에 닿기 직전에 멈추고 버틴다.
3. 앞으로 내딛은 발 뒤꿈치가 단단히 고정되도록 바닥을 누르고 앞쪽 무릎은 발목 수직 위에 오도록 유지하여 체중이 과도하게 앞으로 쏠리지 않도록 한다.
4. 좌우 다리로 지면을 지그시 누르며 몸을 곧게 일으키면서 뒤에 있는 발을 앞으로 가져와 처음 자세로 돌아온다.
5. 이제 뒤에서 온 발을 앞으로 내딛으며 워킹 런지를 이어 간다. 동작을 빠르게 많이 하기보다 정확하게 하는 데 집중하고, 앞으로 발을 내딛으며 몸이 아래로 내려갈 때 힘없이 주저앉지 않도록 한다. 능동적으로 자세를 제어하며 움직임 폭을 최대한 넓혀 본다.

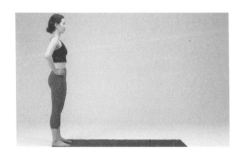

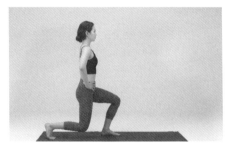

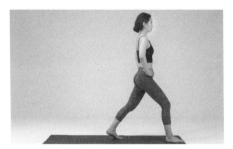

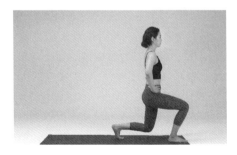

힙 힌지, 스쾃, 런지까지 익혔다면 하체로 하는 기본 움직임의 토대를 마련한 셈이다. 여기에 사용하는 기구의 특성이나 좀 더 발달시키고 싶은 신체 부위에 따라 자세에 변화를 주거나 움직임 방향을 바꾸어 수행할 수 있다.

단 응용 동작을 하기 전에 가장 기본이 되는 동작 연습에 시간을 충분히 투자하도록 하자. 척추가 안정된 상태에서 앞뒤 좌우로 균형 잡힌 움직임을 능숙하게 할 수 있을 때 응용 동작을 해야 더 안전하고 더 효율적인 운동을 할 수 있기 때문이다. 그리고 기본이 튼튼하지 않으면 않을수록 부상 위험이 높아진다는 사실을 절대 잊으면 안 된다.

더 멀리 더 편하게 걷고, 더 빨리 더 힘차게 달리고 싶다면, 몸을 지지하는 하체와 엉덩관절이 나의 신체 활동을 견딜 수 있을 만큼 강해지도록 관리해야 한다. 걷고 뛰는 일상적인 움직임을 넘어서 삶이 나에게 주는 무게를 견딜 수 있는 몸을 만들어 가는 시작점으로 앞서 설명한 운동들을 꾸준히 수련하길 바란다.

일단 알아는 두자,
케틀벨 스윙

앞서 회원들의 사례에서 등장한 운동 동작 가운데 설명하지 않은 운동으로 케틀벨 스윙이 있다. 설명을 하지 않은 건 케틀벨 스윙은 책이나 영상만 보고 하지 않았으면 하는 마음 때문이다. 사실은 모든 운동이 그렇다. 방법은 같더라도 그걸 수행하는 사람의 습관, 체형, 근육 균형 같은 세부 사항들이 모두 다르기 때문에, 상호 소통이 없는 일방적인 설명만으로는 운동을 제대로 익히기가 쉽지 않을 수 있다. 그 가운데서도 케틀벨 스윙은 동작이 빠르고 폭발적으로 진행되는 운동이어서 혼자서 연습하는 게 더욱 어렵고, 자칫 목이나 허리, 무릎 부상으로 이어지기도 쉽다.

하지만 궁극적으로는 이런 운동을 소화할 수 있어야 한다는 점을 강조하고자 케틀벨 스윙을 소개하기로 했다. 케틀벨 스윙의 핵심 사항을 알아 두면, 이후 자신의 건강관리를 위해 운동이 어디로 나아가야 하는지 궁리하는 데 도움이 될 것이다.

《케틀벨 심플 앤 시니스터》라는 책에서 파벨 차졸린은 케틀벨 스윙을 파워 리프터의 근력과 마라톤 선수의 지구력을 동시에 향상시킬 수 있는 운동이라고 말한다. 케틀벨 스윙은 '정확하게 수행'하기만 한다면 몸에 부담을 주지 않으면서도 복합적인 효과를 내는, 가히 완벽한 운동이라고 할 수 있다. 기본은 앞서 소개한 힙 힌지와 데드 리프트다. 이 두 가지 운동을 마스터했다면 케틀벨 스윙을 안전하게 배울 수 있다.

케틀벨 스윙 연속 동작

1. 시작 자세

케틀벨에서 한 발짝 뒤로 물러선다. 데드 리프트를 할 때와 같은 자세로
서서 힙 힌지 자세로 몸을 숙인다. 팔을 가볍게 뻗어 케틀벨 손잡이를
잡는다. 이때 척추를 둥글게 구부려야 케틀벨을 잡을 수 있다면 거리가
너무 먼 것이다. 척추 정렬을 유지하며 케틀벨을 잡을 수 있도록
자기에게 맞는 거리를 찾는다.

2. 하이크 패스: 다리 사이로 케틀벨 던지기

미식축구 선수가 다리 사이로 공을 던지는 동작을 봤다면 이해가 쉬울
것이다. 시작 자세에서 숨을 들이쉬며 케틀벨이 살짝 들릴 수 있는
만큼만 케틀벨을 다리 사이로 강하게 던진다.(물론 손잡이를 잡은 채로.)
케틀벨을 다리 사이로 던질 때 엉덩이가 주저앉지 않도록 다리로 바닥을
단단히 누르고 버틴다. 팔이 허벅지 안쪽에 깊숙이 닿도록 한다. 척추는
움직이지 않고 정렬을 유지해야 한다.
뒤로 던진 케틀벨이 중력의 힘을 받아 자연스럽게 원래 자리로 돌아오려
할 때, 케틀벨을 뒤로 던질 때처럼 다리로 바닥을 단단히 누른다.
팔은 뒤로 던지는 동작을 할 때만 능동적으로 쓰고, 케틀벨이 앞으로
돌아올 때는 힘을 가하지 않는다. 케틀벨은 알아서 앞으로 돌아온다.
숨을 내쉰다.
본격적으로 스윙을 하기에 앞서 이 동작을 여러 차례 연습하며 지면을
강하게 누르고 버티는 힘과 케틀벨이 앞뒤로 움직일 때 척추를 견고하게
유지하는 연습을 한다.

3. 스윙: 힙 드라이브

시작 자세에서 강하게 케틀벨을 하이크 패스한다. 케틀벨이 다리 사이로
깊숙하게 들어가면 데드 리프트 때처럼 힘 있게 일어선다. 엉덩이와 배
근육을 강하게 수축하여 단단하게 선다. 팔로 케틀벨을 들어 올리려고

해서는 안 된다. 강하게 일어서기만 하면 케틀벨은 알아서 올라온다.
정확한 동작을 했다면 케틀벨이 배나 어깨 높이까지 올라온다. 더 높이
들어 올리려고 어깨나 팔을 사용하지 않도록 한다.
순간적으로 뒤꿈치부터 정수리까지 일직선으로 견고하게 선 자세를
유지했다가 케틀벨이 골반 가까이 내려오면 다시 하이크 패스를 한다.
여기서 다시 시작 자세로 돌아가 케틀벨을 내려놓아도 되고,
다시 스윙을 해도 된다.

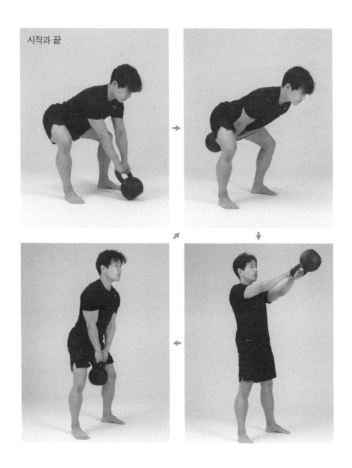

시작과 끝

케틀벨 스윙은 팔이나 어깨를 사용하여 기구를 들어 올리는 동작이 아니다. 또한 허리를 뒤로 젖히거나 튕겨서 들어 올리는 동작도 아니다. 앞서 힙 힌지와 데드 리프트에서 설명한 대로 엉덩관절이 접히고 펴지면서 만들어지는 강한 힘으로 기구를 다루는 동작이다. 이는 점프를 하거나 달릴 때의 하체 움직임과 매우 닮아 있다.

매번 최대 힘을 발휘하여 동작하고 견고함을 잃지 말아야 한다. 한 번에 많이 하기보다는 10번 내외로 최대한 있는 힘껏 움직이는 데 집중하는 편이 좋다. 혼자서 케틀벨 스윙을 핵심 운동으로 활용하기 전에 반드시 공인받은 케틀벨 지도자에게 최소 1회 이상 지도받는 걸 권한다.

5

상체 운동,
몸은 스마트폰만으로는
만족하지 않는다

스마트폰이 생활 필수품이 된 지 오래다. 요즘 우리는 틈만 나면 스마트폰을 본다. 그래서 안 좋은 면도 있다. 스마트폰이 나오기 전에는 책상에서만 벗어나면 하늘도 보고 하면서 척추를 펼 수 있었지만, 이제는 책상에서 벗어나도 스마트폰을 보느라 한결같이 굽은 자세로 있기 때문이다. 요즘 사람들이 목과 어깨와 등에서 불편함을 많이 느끼고, 혼자서는 운동을 시작하기 더 어려운 몸 상태가 되어 가고 있는 건 이런 생활 습관의 영향이다. 어쩌면 스마트폰 덕분에 운동 트레이너라는 직업이 계속 유지되는 것이 아닐까 싶기까지 하다.

나도 스마트폰의 위력을 실감한 일이 있다. 명절을 맞아 처가에 가는 날이었다. KTX에 올라 보니 내 자리는 스마트폰 충전기를 연결할 수 있는 '최고의' 좌석이었다. 나는 기차를 타고 이동하는 내내 스마트폰을 들고 게임을 했다. 온 정신을 화면 속 치열한 전투에 쏟는 사이 2시간이 20분처럼 순식간에 흘러갔다. 그날 저녁, 방에서 여느 때처럼 요가 수련을 하는데 손을 짚을 때마다 오른쪽 손목이 너무 아팠다. 요가 수련은 물론이고 벽에 대고 물구나무를 서서 팔굽혀펴기를 해도 멀쩡하던 손목이었는데, 네 발로 기기 자세만 해도 찌릿한 통증이 왔다. 놀란 나는 파트너에게 손목이 아프다고 말했다.

"나 손목 아파. 왜 이러지? 이런 적은 한 번도 없었는데……."

"바보. 기차에서 계속 핸드폰 해서 그래. 나보고는 그렇게 하지 말라고 잔소리하더니!"

아하! 2시간 동안 게임에 몰입해 있느라 손가락과 손목에 뻐근

한 피로가 쌓이는 걸 몰랐던 나의 집중력도 놀라웠고, 케틀벨도 들고 물구나무서기도 하던 손목이 고작 2시간 연속 게임에 무너지는 것도 신기했다. 그러면서 머릿속에 사람들이 떠올랐다. 일이 바빠져 야근이 계속되면 늘 손목이 아파 괴로워하던 회원, 컴퓨터 프로그래머로 일하느라 손목이 굳어서 주먹 쥐고 팔굽혀펴기는 해도 손바닥으로 바닥을 짚고는 팔굽혀펴기를 못 하던 회원, 열정적인 판서를 마친 후에 오른쪽 목에 담이 와서 병원에 갔던 선생님……. 가랑비에 옷이 젖고 낙숫물에 바위가 깨진다고 했던가. 스마트폰은 몸을 지치고 힘들게 하는 놀라운 위력을 지니고 있었다.

수영은 죄가 없다

　　　　　　　F 회원은 폭발적으로 늘어난 체중과 걱정스러운 건강검진 결과 때문에 제대로 운동을 시작하고자 찾아왔다. 본래 체구도 큰 편인데 몸도 많이 불은 터라 움직임이 많이 제한적이었다. 그래서 안전한 범위 안에서 운동할 수 있도록 조심스럽게 안내를 했다. 운동을 하면서 몸이 건강해지기 시작한다는 즐거움을 느낀 F 회원은 운동을 더 하고 싶어 했다. 그래서 개인 지도 수업이 없는 날에는 수영을 배우기 시작했는데 여기에서 문제가 터졌다.

　수영 수업에서는 가장 먼저 크롤 영법(자유형)을 배운다. 크롤 영법에서는 팔을 넓게 회전시키면서 움직이는 동작을 반복해서 한다. 그런데 F 회원은 이 팔 동작을 교과서에 나온 그대로 따라서 하기엔 어깨가 너무나도 뻣뻣했다. 또한 몸을 앞으로 끌고 나가기 위해 물을 잡고 끌어당길 때 힘을 너무 많이 썼다. 그렇게 어깨에 스트레스가 차곡차곡 쌓였던 것 같다. 어느 날 수업 시간에 F 회원이 조심스럽게 이야기했다.

"선생님, 혹시 수영을 하면 어깨에 안 좋은가요?"

"아뇨, 수영이 어깨에 나쁘다고 할 순 없죠. 어깨가 불편하신가요?"

"제가 최근에 수영을 배우기 시작했는데, 지난주부터 수영만 하고 나면 오른쪽 어깨가 아프네요."

심상치 않은 듯하여 테스트로 몇 가지 동작을 실시했는데, 아니나 다를까 팔을 위로 들어 올리는 일부 구간에서 반복적인 통증을 호소했다. 어깨 충돌 증후군이 아닐까 싶었다. 어깨에 손상이 있을지 모르니 우선 병원에서 검사를 받고, 필요하다면 치료를 받으시라고 했다. 병원에서는 통증이 있는 어깨에 염증이 생겼으니 주의해야 한다며 치료를 권했고, F 회원은 치료를 받기 시작했다. 치료를 받는 동안에는 수업 시간에 팔을 어깨보다 높이 들어 올리는 동작은 하지 않았다. 도수 치료 시간에 어깨 주변 근육 중 긴장된 곳을 관리받고 오면, 나와는 어깨뼈를 움직이는 연습과 움직임에 제한이 심한 쪽으로 팔뼈를 회전하는 연습을 별도로 실시했다. 그리고 걷기와 달리기 파트에서 소개한 브레첼 스트레칭을 매일 반복하도록 했다.

수영이 위험한 운동이어서 F 회원이 어깨를 다친 걸까? 아니다. 수영은 죄가 없다. 사실 우리가 시작할 수 있는 그 어떤 운동도 죄가 없다. 그 운동을 견딜 만큼, 혹은 그 운동을 바르게 소화할 만큼 몸이 움직이지 못하는 게 문제다. 나와 수업을 시작하기 전에 특별히 운동이라 여길 만한 신체 활동이 없었던 F 회원은 다른 회원들과 비슷하게 책상에 앉아 있는 시간이 많았다. 그리고 수업 시간에도 급한 전화를 받아야 할 만큼 바빴다. 운동하러 오는 그 순간에도 한 손에는 스마트폰을 들고 열심히 메시지를 전송하고 있었다. 그가 남달랐던 게 아니었다. 대부분 회원들이 정도 차가 있을 뿐 비슷했다. 사이클이나 트레드밀 위에서 운동하면서도 손으로 스마트폰을 조작하는 사람은 드물지 않다.

컴퓨터도 스마트폰도 모두 몸을 앞쪽으로 쏠리게 만든다. 눈이 앞으로 몰려 있으면 몸도 시선이 집중되는 쪽을 따라가게 되어 있다. 게다가 우리는 대체로 팔도 앞으로만 뻗어서 사용한다. 천장에 인테리어 작업을 하는 분들처럼 특수한 경우가 아니라면 고개를 들어 하늘을 볼 일도 팔을 머리 위로 들어 올리는 일도 많지 않다. 다시 말해 우리 대다수는 하루 중에 팔도 눈도 머리도 몸도 다 앞으로, 그리고 시선보다 낮은 쪽으로 움직이는 시간이 압도적으로 많다.

몸은 자주 사용하는 움직임은 기억하지만 그렇지 않은 움직임은 점차 잊는다. 뇌에 움직임에 관한 다양한 정보를 모두 저장하고 있는 게 에너지 효율 면에서 유리하지 않기 때문이다. 냉장고에 먹지도 않는 음식을 잔뜩 쌓아 두면 공간만 차지하고 전기만 많이 쓰는 것과 비슷하다. 그래서 현대인들은 팔을 앞으로 뻗어 움직이는 동작엔 익숙하지만 등 뒤로 팔을 돌리거나 머리 위로 뻗어 움직이는 건 어색해

하고, 어떤 사람들은 그 동작을 할 때 통증도 느낀다. 장년층에게서 주로 일어나는 오십견 증상이 이젠 20~30대에서도 쉽게 보이는 걸 보면 상황이 꽤나 심각한 수준인 것 같다.

그런데 운동을 시작하면 거의 예외 없이 앞으로 밀고 숙이고 하는 동작들을 반복하게 된다. 팔굽혀펴기, 벤치 프레스, 윗몸일으키기 같은 동작이다. 그렇게 운동에서조차 평소 익숙한 움직임만 반복하고 부족한 움직임은 더 소외되는 시간이 쌓인다. 그러다가 수영이나 야구처럼 평소 잘 안 쓰는 몸 부위까지 고루 활용해야 하는 종목으로 운동 범위를 넓히면? 익숙하지 않은 동작들을 무리해서 반복하다가 F 회원처럼 운동 상해가 발생하게 된다.

운동 목적이 무엇이고 운동 방법과 종목이 어떠하든, 운동을 오랫동안 편안하게 소화하려면 평소 익숙하지 않은 방향으로도 잘 움직이도록 몸을 바꾸는 일이 함께해야 한다. 뿐만 아니라 스마트폰만 다루던 몸이 좀 더 다양한 부하와 자극을 견딜 수 있도록 도와주어야 한다.

제일 나쁜 자세는
○○○이다

사실 스마트폰과 컴퓨터를 자주 쓰는 게 목과 어깨에 좋지 않다는 걸 모르는 사람은 없다. 그래서인지 많은 사람들이 이렇게 묻는다.

"그럼 어떤 자세로 있어야 해요?"

나는 대답한다.

"제일 나쁜 자세는 한 자세로 가만히 오래 있는 것입니다. 그러니 움직이세요."

인간은 동물이다. 인간의 몸은 왕성하고 지속적인 움직임을 통해 생명을 영위할 수 있도록 만들어져 있다. 그리고 문명화되기 전에는 움직이지 않고선 살아남을 수 없었다. 먹을거리를 구해야 하고, 안전한 잠자리를 만들어야 하며, 위험을 사전에 인지하고 피해야 했다.

그러나 현대 사회에는 먹을거리가 풍부하고 좋은 잠자리가 있으며, 정신 나간 짓을 하지 않는 한 나를 해칠 위험이 눈앞에 닥치는 일은 별로 없다. 그래서 많이 안 움직여도 살 수 있다. 주말에 집에 누워서 늘어져 있어도 하루가 잘 간다. 일도 의자에 가만히 앉아서 손가락 몇 개와 눈만 움직이면 할 수 있는 경우가 많다. 트레이너이자 요가 강사로 일하는 나는 팔이나 다리를 다치면 일할 때 아주 곤란하지만, 정말 많은 사람들이 팔다리에 붕대를 감고도 일하러 나갈 수 있다. 여건만 맞는다면 별로 움직이지 않아도 삶을 이어 가는 게 불가능하지 않은 사회다. 인간은 동물이지만 움직이지 않고도 살아갈 수 있게 된 셈이다.

책상에 앉아 컴퓨터 작업을 할 때 화면을 눈높이에 맞추고, 키보드를 몸에 가깝게 붙이고, 척추를 곧게 펴고, 어깨는 긴장하지 않은 상태로 있는 걸 좋은 자세라고들 이야기한다. 틀린 이야기는 아니다. 그런데 이 자세를 1시간 동안 꼬박 흔들림 없이 유지하려고 해 보라. 진땀이 나고 허리와 목이 뻐근해질 것이다. 그러한 이유를 거칠

게 정리하면, 같은 자세를 유지하는 데 쓰이는 근육에만 계속 힘이 들어가 있고, 관절도 같은 곳에만 끊임없이 스트레스가 가해지는 탓이다. 그렇다면 그동안 쉬는 곳은 괜찮느냐 하면, 또 그런 것만도 아니다. 우리 몸은 적절한 자극이 알맞게 주어져야 최적의 상태를 유지할 수 있기 때문이다.

이러한 맥락에서, 군대를 다녀온 사람들이 꼽는 가장 괴로운 얼차려 가운데 '가만히 서 있기'가 있다. 그게 뭐 그리 어렵겠느냐고 생각하는 사람이 있다면 직접 해 봐도 좋다. 대신 쓰러질 때를 대비해서 주변 물건은 미리 잘 치워 두길 권한다.

그래서 나는 가만히 앉아서 일하는 분들에게 이렇게 말하고 싶다. 운동을 하는 것도 중요하지만 그에 앞서 틈틈이 자주 움직이는 습관을 들일 필요가 있다고. 타이머를 맞춰 두고 30~40분마다 한 번씩은 일어나서 천장도 보고, 등 뒤로 양손을 깍지 껴서 가슴을 활짝 열어도 보고, 기지개도 켜 보자. 한 시간에 한 번씩 물 마시러 일어나 걸어도 보고, 화장실에도 다녀오자. 사무실 환경도 주기적으로 바꿔 주면 도움이 된다. 모니터 위치도 바꿔 보고, 전화기를 반대편으로 옮겨 보기도 하자.

그렇게만 해도 몸이 한결 편해진다. 내 어머니는 책상에서 몸을 오른쪽으로 기울인 채 일을 하셨는데, 2년을 반복하신 뒤에 왼쪽 엉덩이에 신경통이 발생해 힘들어하셨다. 그때 나는 어머니께 작업 환경을 반대로 바꿔 보시는 게 어떻겠느냐고 제안했다. 어머니는 그렇게 하셨고, 다행히 증상은 심각한 근골격계 질환으로 진행하지 않았다. 지금은 문제없이 일하고 계신다.

운동하는 시간은 일주일에 많아야 몇 시간이지만 일은 쉬는 날 빼고는 매일 한다. 따라서 일할 때 좋은 자세를 찾는 게 급선무라는 걸 꼭 기억해 주길 바란다.

일상을 견뎌 내는
목 만들기

일단 제일 실천하기 쉬운 것부터 해 보자. 컴퓨터와 스마트폰에서 벗어나 시선을 다른 곳으로 돌리는 것이다. 천장도 보고 옆 사람도 보고 뒤에 누가 있는지도 보자. 시선이 가는 쪽으로 몸도 따라가게 되어 있다.

반복해서 이야기했듯이 '운동해야지!' 하고 몸을 쓰는 시간은 일주일에 많아야 서너 시간이다. 정말 열심히 운동하는 사람이라도 하루에 한두 시간이다. 운동을 하지 않는 나머지 시간이 훨씬 많고, 그만큼 우리 몸에 더 큰 영향을 준다. 그렇다면 어째서 운동을 하느냐고? 몸을 어떻게 사용해야 하는지 배우고 연습하기 위해서다. 그것이 바탕이 되어야 일상에서 우리 본래의 움직임이 서서히 회복되고 기능적으로 더 뛰어나게 발전할 수 있다.

시선에서 시작한 자유로운 움직임을 이제 상체 전체로 넓혀 가 보자. 상체의 움직임과 관련해서는 두 신체 부위에 주의를 기울일 필요가 있다. 하나는 목이고 다른 하나는 어깨뼈다. 왜냐하면 목과 어깨뼈는 움직임 폭이 매우 넓고, 상체의 주요 근육들 가운데 목과 어깨뼈에 연결되어 있는 것이 많기 때문이다. 목과 어깨뼈의 움직임을 잘 조절한다는 것은 그 두 부위에 연결되어 있는 근육들을 고루 잘 사용할 수 있다는 뜻이고, 그렇게 되면 상체를 한결 편안하고 자유롭게 움직일 수 있게 된다.

목은 체중의 상당 부분을 차지하는 머리를 받치고 있다. 목이 움직이면 머리도 따라 움직이고, 이때 몸 전체의 무게균형을 맞추기 위해 척추 전체가 다시 정렬된다. 그만큼 목의 움직임은 상체의 움직임에 큰 영향을 준다.

그리고 목은 앞뒤 좌우로 구부러지고 좌우 회전도 가능하다. 그런데 목의 움직임이 원활하지 않으면 목을 움직이려고 했을 때 허리나 몸통이 대신 움직이기도 한다. 예를 들어 고개를 들어 천장을 보기 위해 목과 함께 허리를 뒤로 젖히는 경우를 생각해 볼 수 있다. 몸을 함께 움직이는 게 무조건 잘못은 아니지만 목만 움직이려고 했는데 허리가 따라 움직였다면 자신의 움직임에 문제가 있는 건 아닌지 살펴봐야 한다. 의도대로 움직이는 게 아니기 때문이다.

어깨뼈도 마찬가지다. 요가 수업에서 강조하는 것 가운데 하나로 팔을 머리 위로 들어 올릴 때 허리를 젖히지 말라는 것이 있다. 그런데 일반인은 물론이고 몸이 유연한 요가 강사 분들도 팔 움직임과 허리 움직임을 분리하지 못해 둘이 함께 움직이는 경우가 부지기수다. 늘 쓰는 대로만 몸을 쓰고 고정된 자세로 오래 지내 온 탓이다. 하지만 수업이 점차 진행되면서 어깨뼈의 움직임을 조절할 수 있게 되면 좀 더 자유로운 움직임이 가능해지는 것을 관찰할 수 있다.

목과 어깨뼈의 움직임을 조절하는 연습은 그리 어렵지 않다. 아래에서 소개하는 방법을 꾸준히 연습해 보자.

일상을 견뎌 내는 목 만들기

의자에 앉아서 연습하는 걸 권한다. 그래야 더 자주 하게 되기 때문이다. 근육이 스트레칭되는 느낌은 괜찮지만 특정 지점에서 찌릿한 통증이나 저림이 느껴진다면 반드시 전문의의 도움을 받도록 한다.

1 등받이에 엉덩이와 위쪽 등을 완전히 밀착한다.
2 양팔을 가슴 앞으로 교차해서 반대쪽 어깨를 잡고 아래로 가볍게 당겨 눌러 준다. 또는 의자 아랫부분을 잡고 어깨를 가볍게 당겨 내려 준다.
3 그다음 머리를 가볍게 뒤쪽으로 당겨 어깨 수직 위에 있을 수 있게 만든다.
4 이어서 코가 천장을 바라볼 때까지 천천히 맨 아래쪽 목뼈부터 뒤로 넘긴다.
5 그 상태에서 턱이 빗장뼈와 최대한 가까워질 때까지 앞으로 숙인다.
6 3번 자세로 돌아와 코끝으로 수평선을 그리며 좌우로 고개를 돌린다.
7 코끝으로 천천히 큰 원도 그려 보고 누운 8자도 그려 본다.
8 어깨와 척추의 움직임 없이 목이 움직이는 범위를 점점 넓혀 나간다.

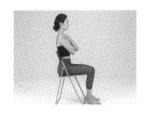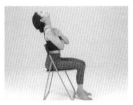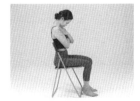

이제 어깨뼈로 가 보자. 어깨뼈 움직임을 연습하기 전에 먼저 어깨뼈를 인지하는 연습을 한다. 지금껏 여러 회원들에게 다양한 방식으로 어깨뼈의 움직임을 지도하면서 부딪힌 가장 큰 난관은, 회원들이 눈에 보이지 않는 신체 부위를 조절하는 걸 굉장히 어려워한다는 데 있었다. 뇌에 그려진 신체 지도에서 우리가 자주 사용하는 신체 부위는 자세하고 명확하게 그려져 있지만, 자주 사용하지 않고 움직임에 익숙하지 않은 부위는 간단하고 희미하게 되어 있기 때문이다. 그래서 새로운 움직임을 연습할 때는 연관된 신체 부위가 어디에 어떻게 있는지에 대해 뇌가 새로운 지도를 그릴 수 있도록 해 주면 도움이 된다.

숨어 있는 어깨뼈 찾아보기

1 오른팔을 앞으로 크게 들어서 머리 위로 뻗어 올린다. 팔꿈치를 굽혀 왼쪽 어깨뼈의 위쪽 끝 모서리를 손가락으로 짚어 본다.
2 오른팔을 등 뒤로 최대한 뻗어 본다. 팔꿈치를 굽혀 왼쪽 어깨뼈의 아래쪽 끝 모서리를 손가락으로 짚어 본다.
3 같은 방법을 써서 왼팔로도 오른쪽 어깨뼈를 찾아본다.
4 손으로 짚은 네 군데 포인트를 기억해 둔다. 어깨뼈 움직임을 연습할 때 이 네 군데 포인트가 움직이도록 할 것이다.

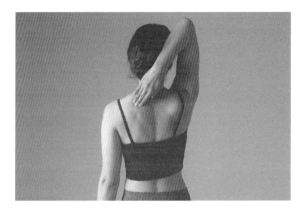

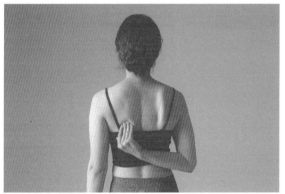

어깨뼈를 찾을 때는 몸을 비틀거나 고개를 움직이지 않고 할 수 있도록 한다. 만약 자기 손으로 어깨뼈를 짚을 수 없다면 어깨 움직임이 그만큼 제한되어 있다는 뜻이다. 그럴 때는 옆 사람의 도움을 받아 어깨뼈의 위치를 느껴 보도록 한다. 만약 이 동작을 하는 중에 통증이 생긴다면 전문의의 진단을 받도록 한다.

자기 어깨뼈가 어디에 있는지 인지했다면 이제 이 뼈를 움직여 볼 차례다. 어깨뼈의 움직임 범위가 늘어나면 여기에 연결된 팔을 움직이는 게 한결 편해진다. 그리고 이 움직임이 균형 있게 이뤄지면 어느 한 곳이 과하게 긴장하지 않기 때문에 목과 어깨 주변이 고루 편안해질 수 있다. 처음에는 어깨에 무리가 가지 않게 맨손으로 서서 연습한다. 이 동작이 익숙해지면 조금씩 무게를 실어 가며 동작을 천천히 강화해 간다.

일상을 견뎌 내는
어깨 만들기

이 동작들은 반듯하게 서서 해도 되지만 의자에 앉아서 하는 걸 더 권한다. 요즘 사람들은 서 있는 시간보다 앉아 있는 시간이 많은데, 익숙한 조건에서 자주 반복할 수 있는 방식을 실천하기가 더 좋기 때문이다. 그리고 서 있을 때보다 의자에 앉아 있을 때 척추 안정성이 더 좋다. 궁극적으로는 서든, 눕든, 엎드리든, 철봉에 매달리거나 물구나무서기를 한 자세로든 할 수 있어야 한다.

동작을 연습할 때는 앞서 손으로 짚어 보았던 왼쪽 어깨뼈의 두 지점과 오른쪽 어깨뼈의 두 지점이 서로 가까워지고 멀어지는 느낌으로 시각화해 본다.

1. 어깨뼈 뒤로 모으기: 네 지점이 척추 쪽으로 모인다.

팔로 물체나 자기 몸을 당기는 동작에서 어깨뼈는 이렇게 움직인다. 어깨뼈 사이의 근육이 강하게 수축하고 가슴 앞쪽은 활짝 열린다. 이때 허리를 과도하게 젖히지 않도록 한다. 조절이 어렵다면 의자에 엉덩이와 허리를 완전히 밀착시켜서 움직이지 못하게 하고 연습해도 된다.

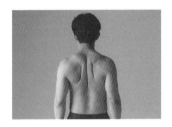

2. 어깨뼈 앞으로 내밀기: 네 지점이 겨드랑이와 가슴 쪽으로 이동한다.

네 발로 기기 자세에서 이와 같은 어깨뼈 움직임이 필요하다. 이 움직임은 양쪽 어깨뼈가 좌우로 많이 벌어지지 않고 갈비뼈 위에 납작하게 붙도록 하여 불안정하게 떠 있지 않게 하는 것이다.

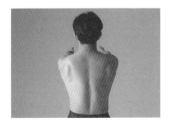

3. 어깨뼈 위로 올리기: 네 지점이 머리 쪽으로 올라간다.

평소 많은 사람들이 어깨를 이 모양으로 하고 있을 것이다. 몸이
앞쪽으로 쏠려 등이 굽으면 자연스럽게 어깨뼈가 위로 딸려 올라간
자세가 된다. 이 움직임이 나쁜 것은 아니다. 자연스러운 움직임이며
정확하게 소화할 수 있어야 한다. 특히 팔을 머리 위로 올리는 동작에선
어깨뼈가 적절하게 위로 올라가야 안전하게 움직일 수 있다. 다만 너무
오랫동안 이 자세로 있다 보니 어깨가 굽어 원활한 어깨 움직임을
가로막아 문제가 되는 것이다.

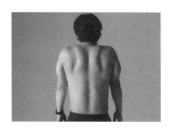

4. 어깨뼈 아래로 내리기: 네 지점이 엉덩이 쪽으로 내려간다.

굽은 어깨를 교정하기 위해 이 동작을 강조하곤 한다. 양손에 무거운
짐을 들고 걸을 때 어깨를 안정적으로 고정하기 위해서 이런 자세가
된다. 평행봉을 양손으로 짚고 올라서서 버틸 때도 어깨뼈가 이 위치에
오게 된다.

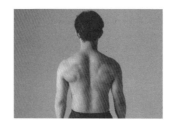

5. 어깨뼈 아래 모서리가 벌어지며 위로 회전하기

팔을 앞으로 나란히 한 상태에서 2번 동작을 취해 본다. 그러면 팔이
앞쪽으로 더 뻗어 나간다. 그 상태를 유지하면서 팔을 천천히 머리 위로
들어 올린다. 양쪽 어깨뼈의 아래쪽 모서리가 겨드랑이 쪽으로 움직이며
벌어지는 걸 확인할 수 있을 것이다.

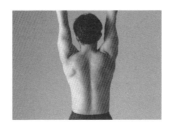

6. 어깨뼈 아래 모서리가 모아지며 아래로 회전하기

팔을 뒤로 뻗어 본다. 등을 구부리거나 머리를 앞으로 내밀지 않도록 한다.
어깨뼈는 1번, 4번의 움직임을 유지한다. 팔을 천천히 등 가운데로 더
모으면 어깨뼈 아래쪽 모서리도 등 가운데로 모이게 된다. 이 움직임은
목에서 어깨로 연결되는 근육들과 가슴 앞을 가장 길게 늘이는 동작이다.
이 동작이 원활해져야 팔을 뒤로 당기는 동작을 할 때 어깨를 다칠
확률이 낮아진다.

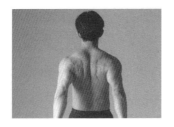

5번과 6번 동작을 정확하게 소화하지 못하는 사람이 많다. 대체로 3번 자세로 지내는 시간이 많다 보니 어깨뼈가 과하게 위로 올라가 굳다시피 했기 때문이다. 우리 몸은 평상시에 가장 익숙하고 반복해서 경험한 움직임을 선택하는 경향이 있다.

다음 사진에서 확인할 수 있듯이 팔이 움직일 때 어깨뼈가 적절한 방향으로 움직이지 못하고 익숙한 방식대로 위로 올라가면 목 뒤쪽 공간이 좁아지고 주변 근육이 과도하게 수축된다. 팔을 움직이는 각도도 제한되고 움직임도 부자연스러워진다. 어떤 운동을 하고 있든 운동을 마치고 나서 목과 어깨가 지나치게 결리고 뭉치는 느낌이 든다면 팔과 어깨뼈의 움직임이 이렇지 않은지 확인해 볼 필요가 있다. 소셜 미디어에 올릴 멋진 영상과 사진을 촬영하는 것만큼 자신의 자세를 확인하는 영상과 사진도 자주 찍어 살펴보자.

가만히 서거나 앉아서 맨손으로 이 여섯 가지 동작을 자주 연습해 본다. 이게 익숙해지면 네 발로 기기 자세와 플랭크 자세에서도

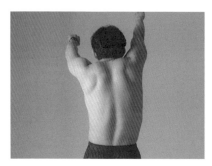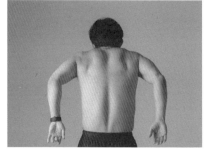

잘못된 어깨뼈 움직임

해 볼 수 있다. 이때는 체중이 어깨에 더해지기 때문에 동작을 조절하기가 더 어렵다. 철봉에 매달려서도 이 움직임들을 정확하게 할 수 있다면 턱걸이나 팔굽혀펴기 같은 대표적인 상체 근력 운동을 본격적으로 연습해도 문제가 없을 것이다.

마우스 클릭만으로는
손목을 만족시킬 수 없다

이제 상체의 마지막 연결 고리인 손목을 움직여 볼 차례다.

대부분의 운동은 손으로 무언가를 쥐거나 지지한 상태에서 이루어지는데, 어깨와 목이 자유롭고 편안하게 움직여지더라도 손목에서 필요한 만큼의 움직임이 나오지 않으면 어깨나 팔꿈치에 불필요한 스트레스를 주게 된다. 특히 컴퓨터 키보드를 자주 두드리는 직업을 가진 사람이라면 이 움직임이 원활하지 않은 경우가 많다. IT 업종에서 근무하는 한 회원은 마우스 클릭이 워낙 잦았던 터라 오른쪽 검지부터 손목까지 신경통이 심해져 주먹을 쥐거나 무게를 잡고 하는 운동을 제대로 할 수 없었다. 병원에 가야만 치료가 가능한 상태가 되기 전에 틈틈이 일상의 고정적이고 반복되는 움직임에서 벗어나 관절을 고르고 다양하게 움직이는 연습을 해 주는 게 중요하다.

손목 움직임을 연습할 때는 어깨나 팔이 함께 회전하거나 구부러지지 않도록 해서 손목만의 가동 범위를 늘리는 게 좋다. 그래서 처음엔 책상이나 테이블에 한쪽 팔꿈치를 올려놓고 다른 쪽 팔로 붙잡아 고정시킨 채로 연습하는 걸 권한다. 그렇게 하면 능동적으로 힘을 써서 동작하는 정확한 연습이 가능해진다.

1. 손등과 손바닥 쪽으로 손목을 굽히는 동작

손바닥을 바닥에 대고 하는 모든 운동은 자기 힘으로 손목을 손등 쪽으로 90도 가까이 굽힐 수 있어야 손목과 어깨 부상의 위험을 낮출 수 있다.

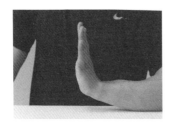 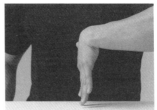

2. 엎어라 뒤집어라

팔꿈치를 좌우로 움직이지 않고 손목을 돌릴 수 있어야 한다. 바벨이나 철봉을 잡고 운동하고자 한다면 손등과 손바닥이 바닥에 완전히 붙을 만큼 손목을 완전히 회전할 수 있어야 팔꿈치에서의 뒤틀림을 피할 수 있다. 또한 손을 바닥에 짚고 하는 모든 동작에서 손바닥이 바닥에 완전히 붙을 수 있도록 손목이 회전되어야 지지하는 힘이 정확히 형성된다.

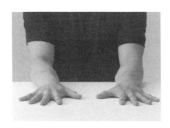 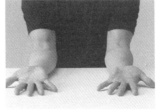

3. 손부터 어깨까지 연결하는 연습

손목과 어깨뼈의 움직임을 동시에 연습하면서 손바닥부터 어깨까지의
근육과 인대를 스트레칭하는 동작이다. 팔로 버티는 운동을 하기 전에
각 관절의 중심을 맞추는 연습으로 적절하다.
집게손가락과 가운뎃손가락이 천장을 향하도록 손바닥을 벽에 댄다.
팔꿈치 접히는 면은 앞을 보게 한다. 이때 위로 올라가려 하는 어깨뼈를
아래로 당기면서 겨드랑이가 벽에서 멀어지도록 손바닥으로 벽을 민다.
팔이 몸통에서 벽 쪽으로 멀어지는 움직임을 연상하며 벽을 밀어 낸다.
늘 한쪽으로 기대어 찌그러져 있던 어깨 관절을 넓게 펼친다고 생각한다.
손바닥에서부터 팔로 이어지는 강한 스트레칭 자극이 있을 수 있다.

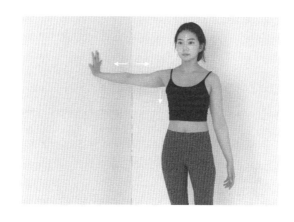

처음 운동을 시작하는 회원들의 수업에선 브레첼 스트레칭을 시작으로 하여 걷기와 달리기, 힙 힌지와 스쾃, 가능하다면 런지까지 집중해서 연습하도록 한다. 생활을 하면서 상체로 무거운 짐을 드는 건 피할 수 있지만 걷고, 뛰고, 계단을 오르며 하체로 자신의 체중을 견디는 건 피할 수 없기 때문이다. 직립보행을 하는 인간에게 하체는 생활의 토대다. 하체가 준비되지 않은 상태에서 상체의 움직임이 원활하게 조절되고 발전하길 바라는 것은 모래 위에 집을 지으려 하는 것과 같다. 따라서 목과 어깨, 손목이 잘 움직이도록 관리하는 동시에 두 다리로 좀 더 역동적으로 움직일 수 있도록 하체의 움직임 연습도 함께 꾸준히 하는 걸 권한다.

내 몸의 무게를 견뎌 내는
상체 만들기

상체의 움직임을 원활하게 조절할 수 있게 되었다면 이제는 상체의 힘을 써 보고 강화할 차례다.

제한된 지면에서 상체를 사용하는 운동에 대해 무엇을 이야기해야 하는지 고민이 많았다. 상체는 하체에 비해 움직임이 훨씬 다양하고 자유롭기 때문에 어떤 운동 한두 개를 소개하면서 '이거면 다 된다!'는 식의 오류를 범하고 싶지 않았기 때문이다. 고민 끝에 다다른 결론은 가장 대중적이고 대표적인 운동이 가장 기본이 될 수 있다는 것이다. 피트니스 센터에 가지 않아도, 도구가 없어도 몸을 강화할 수 있는 방법은 언제나 맨몸 운동에서 시작한다.

1. 모두가 알지만 제대로 하는 사람은 드문 '플랭크'

플랭크는 가장 대표적인 맨몸 운동이자 사람들이 가장 많이 하는 코어 운동이다. 플랭크를 정확하게 하기 위해서는 두 가지에 신경 써야 한다. 하나는 척추 정렬 상태고, 다른 하나는 어깨뼈의 위치다. 먼저 플랭크의 가장 기본 형태를 소개한다.

플랭크에 요구되는 척추 정렬을 익히기 위해 벽을 이용해 보자. 벽 쪽으로 등을 돌리고 서서 머리, 양쪽 어깨뼈, 그리고 엉덩이와 뒤꿈치를 벽에 바짝 붙인다. 평소 자세 습관에 따라 머리나 어깨를 벽에 붙이기 어려울 수 있다. 그 자세에서 엉덩이와 배 근육에 살짝 힘을 주어 탄탄하게 유지해 준다. 그러지 않으면 허리 뒤쪽 공간이 과도하게 남아 허리가 활처럼 휘어질 것이다. 손바닥을 펴서 허리 뒤로 넣었을 때 한 손이나 양손이 딱 맞을 만큼만 공간이 있다면 적당한 것이다. 어쩌면 예상보다 배에 힘이 많이 들어갈 수도 있다.

그다음, 팔을 어깨 높이 앞 쪽으로 반듯하게 뻗는다. 벽에 붙어 있는 신체 부위는 그대로 유지하고, 어깨뼈를 앞쪽으로 밀면서 겨드랑이를 아래로 조여 준다. 이 상태에 이름을 붙인다면 '서서 하는 플랭크'쯤 될 수 있겠다. 이 자세를 유지할 때 어떻게 힘을 써야 하는지 숙달했다면 이제 바닥에 엎드려서 플랭크를 해 볼 차례다.

먼저 팔꿈치로 바닥을 짚고 하는 플랭크를 해 본다. 바닥에 엎드렸다는 점만 빼면 서서 하는 플랭크와 요령은 같다. 팔꿈치로 몸을

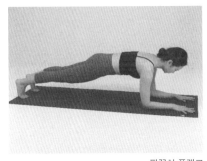

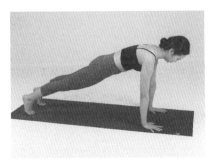

팔꿈치 플랭크   손바닥 플랭크

지지하며 하는 플랭크가 원활하게 되면 팔꿈치를 펴고 손바닥으로
버티는 자세로 넘어간다. 손목 유연성이 부족한 사람이 이 자세로 있
으면 손목에 통증이 올 수 있다. 따라서 손목 관절 움직임 연습을 통
해 손목 움직임 범위를 충분히 넓힌 다음 차근차근 진행하는 쪽을 권
한다. 요가 지도자 과정에 참가하는 경험 많은 요가 강사들도 손으로
체중을 버티고 움직이는 동작이 많아지면 손목 통증을 자주 호소하
는 만큼, 자기 몸을 과신하지 않도록 한다.

　바닥에서 플랭크를 하면 허리가 활처럼 휘어지거나 어깨뼈가 뒤
로 밀리는 사람이 많다. 벽에 등을 대고 연습한 자세를 기억하자. 바
닥에서 몸이 멀어질 수 있도록 능동적으로 바닥을 밀어 내고 배 근육
을 수축시킨다. 플랭크는 상체를 미는 운동의 기본이다.

2. 정확하게 할 수만 있다면 효과 만점인 '인버티드 플랭크'

　인버티드 플랭크('리버스 플랭크'라고도 부름)는 기본 플랭크와 팔

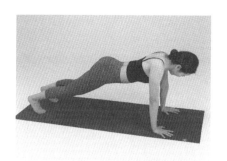

잘못된 플랭크 동작

의 방향이 반대다. 어깨뼈를 뒤로 모으면서 팔을 등 뒤로 뻗은 자세로 플랭크를 한다고 생각하면 된다. 팔을 뒤로 뻗는 어깨의 움직임 범위가 넓지 않아 팔을 뒤로 뻗는 동작에 한계가 있다면 인버티드 플랭크를 바닥에서 하기는 어려울 것이다. 그럴 때는 벤치나 테이블 위를 손으로 지지하는 자세로 먼저 연습하면서 어깨의 각도를 조금씩 천천히 넓혀 나가는 편이 좋다.

인버티드 플랭크에서는 허벅지 안쪽과 엉덩이 근육을 더 강하게 써야 손바닥부터 어깨까지 반듯하게 일직선을 유지하여 몸을 들어 올릴 수 있다. 데드 리프트나 스쾃의 선 자세와 같은 방식이며, 어깨 뒤쪽과 어깨뼈 사이 근육을 조여서 가슴을 활짝 열어 주어야 하체 힘으로 골반을 들어 올리는 만큼 몸이 펴질 수 있다. 마치 당기기 운동을 하듯 몸 뒤쪽의 힘을 고르게 써서 몸을 들어 올려야 한다.

손목의 운동 범위가 충분하지 않아서 손을 바닥에 짚고 할 때 통증이 있거나 불편하다면 손 대신 팔꿈치를 대고 할 수도 있다. 그럴

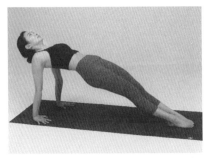
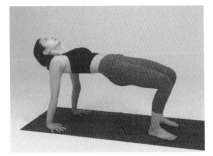

인버티드 플랭크　　　　　　　　　무릎 굽히고 인버티드 플랭크

때는 손이 팔꿈치보다 몸 안쪽으로 들어오지 않도록 주의한다.

　하체(엉덩이나 허벅지 안쪽) 근력이 부족하거나, 골반 앞쪽이 충분히 유연하지 않으면 다리를 펴고 할 때 허리가 불편한 경우가 있다. 그럴 때 무릎을 굽히고 하면 동작을 쉽게 할 수 있다. 단, 이때 골반을 들어 올리는 것은 무릎을 펴는 힘이 아니라 발바닥으로 바닥을 밀면서 엉덩이를 조이는 힘이라는 것을 이해하고 수행하도록 한다. 허벅지 뒤쪽과 엉덩이 근육이 적극적으로 힘을 써야 한다.

　3. 다운 독, 이것은 스트레칭이 아니다

　가장 대표적인 요가 동작인 다운 독은 많은 사람들이 스트레칭을 목적으로 실시하는 동작이기도 하다. 하지만 내가 요가 수련을 해 오면서, 또 회원들을 지도하면서 내린 결론은, 다운 독은 스트레칭이라기보다는 팔을 머리 위로 뻗어 체중을 지지하는 기초 근력 단련 동작으로 보는 게 더 알맞다는 것이다.

다운 독

1 네 발 기기 자세 혹은 플랭크 자세에서 시작한다.

2 팔꿈치를 곧게 펴고 손 전체로 바닥을 견고하게 누른 상태에서 바닥을
   강하게 밀어 내며 엉덩이를 뒤쪽 대각선 방향으로 밀어 올린다.

3 척추는 굽거나 과도하게 젖혀지지 않고 플랭크 상태에 준하는 정렬을
   유지한다.

4 양발 뒤꿈치가 엉덩이에서 멀어진다는 느낌이 들도록 발바닥으로
   바닥을 단단히 누르며 다리도 곧게 편다.

5 겨드랑이를 중심으로 손과 엉덩이가 서로 반대 방향으로 멀어지듯
   밀어 내는 힘을 느끼면서, 좋은 호흡을 유지하고 목 주변이 불필요하게
   긴장하지 않도록 한다.

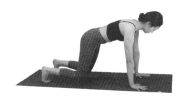

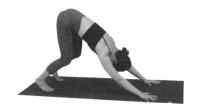

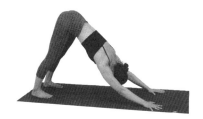

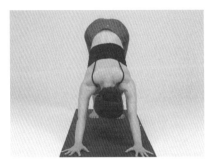

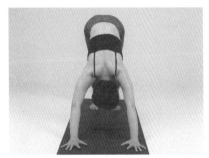

바른 다운독 어깨 모양 　　　　　 잘못된 다운독 어깨 모양(어깨뼈가 과도하게
　　　　　　　　　　　　　　　　 뒤로 밀려서 목 뒤쪽이 긴장했다.)

다운 독 자세에서 발이 바닥에 있지 않고 공중으로 떠올라 바닥과 수직 방향이 되면 그대로 물구나무서기가 된다. 이렇게 보면 다운 독은 물구나무서기의 상체 움직임을 그대로 하되 발만 바닥에 대고 있는 셈이 된다. 뿐만 아니라 다운 독에서 어깨 움직임은 턱걸이 시작 자세, 또는 머리 위로 기구를 드는 모든 동작의 끝 자세와 같다. 다시 말하면 다운 독에서 어깨와 몸통 움직임을 정확하게 할 수 있게 되면 머리 위로 팔을 드는 모든 동작도 수월하게 할 수 있다는 뜻이다.

다운 독을 연습하기에 앞서 '어깨뼈 아래 모서리가 벌어지며 위로 회전하기'를 반복해서 실시한다. 이때 목 주변 근육이 과도하게 긴장하지 않는 선에서 자신의 운동 범위가 어느 정도인지 확인해 둔다.

어깨 움직임을 충분히 연습했다면 손바닥을 벽에 대고 다운 독을 연습해 본다. 정확하게 어깨 움직임을 지키면서 벽을 밀어 낸다. 벽에 대고 하는 동작이 쉬워지면 테이블이나 의자를 손으로 짚고 연습한다. 그렇게 해도 어깨나 목에 큰 불편함이 없을 때 바닥에서 실시한다.

종아리나 발바닥이 뻣뻣해서 발목이 잘 안 움직이거나 골반과 다리 근육이 원활하게 늘어나지 않으면, 바닥에서 다운 독을 할 때 뒤꿈치가 바닥에서 떨어지거나 무릎을 펴기 어려울 수 있다. 그럴 땐 뒤꿈치를 바닥에 붙이거나 무릎을 펴는 데 우선순위를 두기보다는 어깨와 척추 움직임을 정확하게 하는 데 집중하도록 한다. 플랭크에서의 척추 정렬과, 어깨 회전 움직임을 그대로 유지할 수 있는 선에서 한다. 무릎을 굽혀도 좋고 뒤꿈치가 바닥에서 떨어져도 괜찮다. 팔을 머리 위로 정확하게 올리기 어려울 수도 있다. 무리해서 하기보다는 가능한 만큼에서 시작해 점차 움직임 범위를 늘려 가는 것을 권한다.

중요한 건
근육만이 아니다

이와 같은 동작들을 통해 자기 몸의 무게를 견디면서도 팔을 머리 위, 몸통 앞뒤로 뻗는 연습을 할 수 있다. 이렇게 연습한 어깨의 움직임에 팔꿈치의 굽히고 펴는 움직임이 추가되면 우리가 흔히 알고 있는 밀고 당기는 운동의 움직임이 만들어진다.

그렇다면 미는 동작과 당기는 동작은 같을까 다를까?

다음 사진에서 두 어깨뼈는 서로 멀어져 앞쪽으로 나가 있다. 이 자세는 앞으로 미는 운동의 끝 자세일 수 있다. 팔굽혀펴기를 할 때 바닥을 완전히 밀고 올라선 상태를 떠올려 보자. 그런데 이 자세는

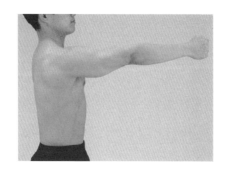

당기는 운동의 시작 자세일 수도 있다.

다음 사진에서는 어깨뼈가 뒤로 당겨져 좌우 어깨뼈가 서로 가까이 있고 어깨도 뒤로 젖혀져 있다. 이 자세는 당기는 운동의 끝 자세일 수 있다. 동시에 미는 운동의 시작 자세일 수도 있다. 팔굽혀펴기를 할 때 바닥에서 밀고 올라가기 직전을 떠올려 보자.

여기에 어떤 뜻이 담겨 있을까?

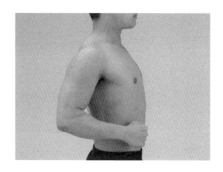

그렇다. 밀고 당기는 운동은 힘의 방향이 다를 뿐 몸이 움직이는 모양은 서로 거의 닮아 있다. 따라서 미는 운동을 할 때 당기는 운동에 필요한 움직임을 할 수 있어야 하고, 당기는 운동을 할 때 미는 운동에 필요한 움직임을 할 수 있어야 한다. 밀고 당기는 운동에 대해서 말할 때 흔히들 어떤 근육과 어느 부위를 자극해야 한다고만 이야기하곤 한다. 이제는 그런 제한적인 생각에서 벗어나 사고를 좀 더 확장할 필요가 있다. 근육의 움직임이나 자극뿐 아니라 어깨뼈를 비롯해 움직임에 동원되는 모든 신체 부위의 가동 범위까지 고르게 살펴 가며 운동을 해야 한다. 그리고 이는 밀고 당기는 운동뿐 아니라 다른 거의 모든 운동에서도 똑같다.

팔굽혀펴기, 진정한 올인원 운동

팔굽혀펴기를 '안전하게' 하려면 먼저 기본 플랭크와 인버티드 플랭크를 정확히 연습해야 한다. 팔굽혀펴기를 하다가 어깨를 다치는 가장 큰 이유는 어깨뼈의 위치를 정확히 조절하지 못한 탓에 어깨의 움직임이 좋지 않다는 데 있다. 어깨뼈를 정확하게 뒤로 당겨 모은 상태에서 팔꿈치가 등 뒤까지 나올 수 있을 만큼 팔을 당길 수 있는지를 먼저 체크해 보자. 만약 이 움직임이 부족하거나 불안정하다면 팔굽혀펴기를 할 때 너무 깊게 내려가지 않도록 하는 게 안전하다.

기본적으로 어깨는 팔이 몸에서 옆으로 많이 벌어질수록 불안정해지고 움직임을 조절하기도 어려워진다. 따라서 팔굽혀펴기를 비롯한 밀고 당기기 운동을 처음 수행할 때는 팔이 어깨 너비에 가까운 범위 안에서 움직일 수 있도록 한다. 물론 이게 더 어렵다. 더 정확하게 조절하기 위해 어깨 주변 근육이 모두 골고루 움직여야 하고, 습관적으로 사용하던 근육에는 의존할 수 없기 때문이다. 하지만 쉬운 방법이 늘 좋은 움직임인 건 아니므로 어렵더라도 자기가 할 수 있는 범위에서 차근차근 연습해 보자.

1. 팔꿈치를 댄 플랭크에서 손을 짚고 올라가기

팔굽혀펴기는 좋은 플랭크 자세를 유지해야만 의미가 있다. 따라서 처음에는 팔꿈치로 몸을 지지하는 플랭크 자세에서 한 손씩 어깨 너비 정도로 바닥을 짚고 밀어 내는 연습을 해 보면 좋다. 이때 손바닥은 고정되어 있고, 손등과 아래팔이 이루는 각도가 90도를 유지하도록 한다. 손바닥부터 팔꿈치까지는 거의 움직이지 않고 팔꿈치부터 어깨까지만 움직인다고 이해하면 거의 비슷하다. 이 움직임은 팔

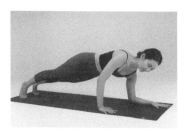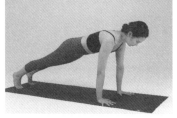

굽혀펴기뿐만 아니라 밀고 당기는 모든 운동에서 손과 팔꿈치 그리고 어깨의 연결된 움직임을 익히는 데 기본이 되는 자세다.

2. 디테일이 살아 있는 진짜 팔굽혀펴기

시작 자세는 손으로 몸을 지지한 플랭크 자세다. 어깨 수직 아래에 손이 오도록 한다. 손을 어깨 너비보다 살짝 넓게 두어도 괜찮다. 나중에는 목적에 따라 양손 간격을 다양하게 바꾸어 가며 팔굽혀펴기를 할 수 있지만, 일단은 몸을 고루 사용하며 안전하게 밀고 당기는 움직임을 연습할 수 있도록 기본자세를 반복한다.

바닥으로 내려가는 동안 능동적으로 힘을 써야 한다. 몸이 바닥 쪽으로 움직일 때 체중을 지지하기 위해 가슴과 어깨 앞쪽의 근육을 주로 활용하게 되는데, 이때 등에서 어깨뼈를 당겨 잡아 주는 근육(인버티드 플랭크를 할 때 주로 사용하는 부위)을 능동적으로 사용해야(몸 쪽으로 무언가를 당길 때 힘이 들어가는 움직임이 있어야) 어깨뼈가 불안정하게 목 쪽으로 따라 올라가지 않게 된다. 그리고 어깨가 과도하게 앞으로 굽는 것도 막을 수 있다.

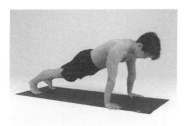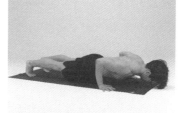

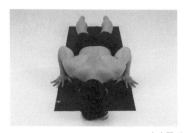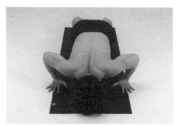

머리 쪽에서 본 팔굽혀펴기(좌 - 좋은 자세 · 우 - 나쁜 자세)

앞서 이야기했듯이 관절의 움직임과 위치를 중심으로 보면 밀고 당기는 움직임은 서로 같다. 팔굽혀펴기에서 내려가는 동작은 중력에 몸을 맡겨 떨어지는 게 아니라 '능동적으로 바닥을 내 쪽으로 당기는 동작'이 되어야 한다는 뜻이다. 아 다르고 어 다르다. 모두가 안다고 생각하는 데 숨어 있는 결정적인 차이를 알아야 디테일이 살아난다. 바닥을 내 쪽으로 당기면서 몸을 이동시킬 때 손등과 아래팔이 이루는 각도(90도)에 신경 써야 한다는 점도 잊지 않기를 당부한다.

이상적인 끝 자세는 팔꿈치가 몸 뒤쪽으로 나올 만큼 내려가는 것이다. 이때 어깨가 과도하게 앞으로 모여 무너지거나 팔꿈치가 손보다 옆으로 벌어지지 않도록 조절한다. 만약 이와 같은 움직임을 하는 게 어렵다면 내려가는 깊이를 제한하여 조절된 상태로 연습하는 게 좋다. 부분 동작을 반복하더라도 손, 팔꿈치, 어깨, 몸통을 고루 스스로 제어하며 움직이는 연습을 해야 근력이 제대로 발달한다.

다시 능동적으로 바닥을 밀어 처음 자세로 돌아간다. 이때 자세가 흐트러지며 척추가 활처럼 휘는 경우가 많은데, 플랭크 자세와 똑같은

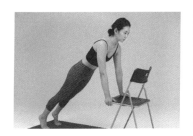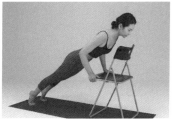

척추 정렬이 흐트러지지 않도록 주의한다. 몸 앞쪽 근육뿐 아니라 몸 뒤쪽 근육에도 탄탄하게 힘이 들어가 있어야 한다. 어떻게든 내려갔다가 수단과 방법을 가리지 않고 올라가려는 생각은 접어 두길 바란다.

3. 좀 더 쉬운 팔굽혀펴기

근력과 자세 조절 능력이 부족하여 바닥에서 팔굽혀펴기를 원활하게 할 수 없을 때 무릎을 바닥에 대고 팔굽혀펴기를 하는 경우가 많다. 이 방법은 같은 동작을 여러 번 반복해서 소화해야 하는 특수한 경우에는 좋은 대안이 될 수 있겠지만, 전신을 통합적으로 연결하여 근력을 발휘하는 기초 운동으로 팔굽혀펴기를 하려는 사람에게는 알맞지 않다. 한 번을 하더라도 무릎을 펴고 정확한 플랭크 자세에서 실시하는 것을 권한다.

만약 신체 능력의 한계로 바닥에서 정확하게 수행할 수 없다면, 의자나 책상을 잡고 지면과 몸이 이루는 각을 키워 동작의 난이도를 낮추어 실시하는 게 좋다. 활용할 기물이 없다면, 앞에서 소개한 팔꿈치를 댄 플랭크에서 올라오는 동작을 연습하거나 가동 범위를 줄여서 연습하는 걸 추천한다.

4. 플랭크 — 팔굽혀펴기 — 다운 독을 연결하기

플랭크, 팔굽혀펴기, 다운 독을 모두 능숙하게 할 수 있게 되면, 이 세 가지 운동을 연결해서 해 볼 수 있다. 플랭크 자세에서 팔을 굽혀 내려갔다가 올라오면서 엉덩이를 뒤쪽 대각선 방향으로 당겨 올리면 자연스럽게 다운 독으로 연결된다. 물구나무서기에서처럼 머리 위쪽으로 무게를 견디며 밀어 내는 운동 동작을 맨몸으로 연습할 수 있는 방법이니, 여유가 된다면 한 번씩 도전해 보자!

턱걸이의 기초

상체로 자기 체중을 버티기란 정말 어려운 일이다. 특히 걸음마를 뗀 뒤로는 팔로 체중을 견딜 일이 거의 없는 현대인에게 상체로 모든 체중을 견디기란 여간 어려운 일이 아니다. 철봉에 매달리면 어깨에 온몸의 무게가 얹힌다. 이를 견디는 걸 넘어서 팔을 당겨 몸을 올리는 것까지 할 수 있다면 더할 나위 없이 강한 상체를 만들 수 있다. 의자에 앉아 케이블이나 도구를 당기는 방식으로는 얻을 수 없는 수준의 근력이다.

하지만 운동을 별로 해 보지 않아 플랭크도 힘겨워하는 사람에게는 철봉에 매달리는 일부터 난관이다. 턱걸이의 시작은 철봉에 안

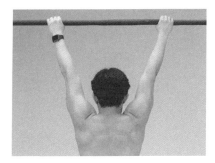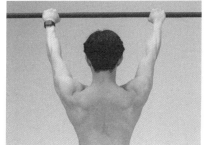

어깨뼈만을 이용한 턱걸이

전하게 매달리기다. 철봉에 수동적으로 매달리면 젖은 이불처럼 몸이 축 늘어지고 어깨가 귀 쪽으로 끌려 올라가 목이 짧아 보일 것이다. 이 상태에서 어깨뼈를 엉덩이 쪽으로 당겨 내리는 힘을 준다. 앞서 설명한 어깨뼈 움직임 가운데 5번 동작에서 4번 동작으로 넘어간다고 이해하면 된다. 거북이가 목을 쭉 뽑아내듯 목이 길게 나올 것이다. 이 상태를 유지한 채 버텨 본다.

이 동작이 익숙해지면 어깨뼈를 당겨 내렸다가 다시 올리기를 반복하는 식으로 어깨뼈만을 이용한 턱걸이를 연습한다. 여기서 한 걸음 나아가 어깨뼈를 당겨 내리면서 팔굽혀펴기에서 바닥을 당기는 움직임으로 철봉을 당기면 일반적인 턱걸이가 된다.

철봉에 매달려서 하는 운동을 할 때 손바닥이 앞쪽을 향하도록 잡고도 연습하고 뒤쪽을 향하도록 잡고도 연습한다. 잡는 방식이 다양해야 팔꿈치와 어깨 관절을 골고루 강화할 수 있다. 철봉에 매달리는 것 자체가 어렵다면 바닥이나 기물에 발을 대고 하거나, 인버티드 플랭크 자세에서(이때는 무릎을 굽혀도 됨) 팔만 앞쪽으로 뻗어 높이가 낮은 바에 매달려 수평 당기기부터 시작해도 좋다.

선택과 집중

상체를 자유롭고 강하게 만들 수 있는 운동 동작은 정말 많다. 팔이 그만큼 다양한 각도로 움직일 수 있기 때문이다. 실제로 수많은 운동 서적과 운동 관련 유튜브 영상에서는 정말 다양한 근력 운동법을 소개하고 있다. 그러한 콘텐츠를 접할 때마다, 고객의 건강관리를 위해 운동을 지도하는 직업을 가진 사람으로서 나도 모르게 고민에 빠지곤 한다. '저런 동작들도 프로그램에 포함시켜야 하지 않을까?' '내 수업에서도 좀 더 다채로운 동작이 활용되어야 하지 않을까?'

그때마다 돌아오는 결론은 '선택과 집중'이다.

많은 사람들이 운동을 시작하면서 무거운 기구를 머리 위로 들어 올리는 걸 꿈꾸곤 한다. 요가나 필라테스 같은 경우엔 멋진 고난도 동작을 어서 빨리 해내고 싶어 하는 사람도 있다. 강해지는 게 싫거나, 더 어려운 동작을 소화할 수 있는 사람이 되고 싶지 않은 사람은 아마도 없을 것이다. 하지만 모든 고급 동작은 앞서 소개한 단순 동작에서 시작된다. 단순 동작이라 해서 쉬운 것만도 아니다. 체계적으로 트레이닝을 받아 본 적이 없는 사람이라면 단순한 움직임마저도 생소하고 어렵게 느낄 가능성이 높다.

또한 시간을 쪼개고 쪼개서 겨우 운동할 시간을 내는 게 대다수 사람들의 현실이다. 아무리 운동을 좋아하더라도 일이나 육아를 비롯한 여러 가지 일들 때문에 운동 시간을 무한정 내기란 불가능하다. 어쩔 수 없는 일이다. 시간은 정해져 있고 우린 그 시간을 현명하게 나누어 쓸 수밖에 없는 운명이니까.

그렇다면 운동 가짓수를 늘리는 것은 최선의 선택이 될 수 없다. 운동 가짓수를 늘리는 만큼 운동에 투자하는 시간은 길어지고 휴식 시간은 짧아진다. 또 소화해야 하는 운동 과제가 많아지면 그만큼 숙련될 수 있는 운동 방법은 줄어든다. 따라서 어떤 운동에든 적용할 수 있는 핵심 움직임을 배우고, 이를 반복 연습하고, 자기 여건에 맞춰서 부하를 더하거나 난이도를 높이는 게 현명한 전략이다.

실제로 처음 운동을 시작하는 회원들의 수업에 다양한 운동 동작을 적용할수록 운동하는 습관을 들이는 데 어려움을 느끼는 경우를 많이 봐 왔다. 오랫동안 수업을 했지만 무엇을 배웠는지 모르겠고, 혼자서 어떻게 해야 하는지 여전히 모르겠다는 피드백이 돌아오는 것이다. 반면 핵심 움직임을 반복 연습하고 거기에 강도를 더하거나 움직임에 작은 변화를 주어 수업했을 때는 상대적으로 쉽게 회원 스스로 운동하게 되었으며, 움직임과 체력과 체형이 개선되는 정도도 월등히 우수했다. 운동을 통해 자기 몸을 관리하는 법을 그릴 수 있는 기본 능력이 길러진 것이다.

앞서 소개한 모든 동작을 원활하게 소화할 수 있게 되었을 때, 회원들은 별 무리 없이 다른 운동 동작으로 넘어가거나 운동 기구를 활

용할 수 있었다. 덤벨이든 바벨이든 케틀벨이든, 모든 운동 기구들은
결국 외부에서 몸에 하중을 더하기 위한 도구일 따름이다. 운동 주체
는 내 몸이며, 내 몸을 움직이고 조절하는 것이 운동이다. 제대로 움
직여서 더 효과적으로 운동해 보자.

딱 하나만 해야 한다면, 터키시 겟업

            지금까지 소개한 동작들을 수월하게 해낼
수 있게 되었다면 벤치 프레스나 턱걸이 같은 이른바 헬스 운동을
시작해도 무방하다. 또는 물구나무서기를 비롯해 팔로 균형을 잡
고 하는 다양한 맨몸 운동이나 요가의 아사나를 수련해도 재미있
을 것이다.

    그런데 회원들과 함께 운동을 하다 보면, 가짓수가 늘면 혼란스럽
고 귀찮기만 하니 딱 하나만 추천해 달라는 분들을 만나곤 한다. 그
런 분들에게 내가 권하는 운동이 있다. 바로 '터키시 겟업'이다. TV
를 통해 운동선수나 연예인 들이 이 운동을 하는 장면이 가끔 나오기
도 하지만 우리나라에선 아직 대중적이지 않은 동작이다.

    터키시 겟업은 기구를 들고 누운 상태에서 안전하게 일어났다가
다시 눕는 게 전부인 동작이다. 그러나 그 과정에서 지금까지 소개
한 코어 운동의 요소, 힙 힌지, 런지, 플랭크를 비롯해 상체 움직임에
필요한 요소가 모두 사용된다. 갓난아기는 바로 걷지 못한다. 몇 달

동안은 누워서 바둥거린 끝에 간신히 몸을 굴려 뒤집고, 그러고서도 또 한참이 지나서야 바닥을 기어 다닐 수 있게 되고, 그다음에 무릎을 꿇고 앉고, 기물을 잡고서 꾸역꾸역 일어나고, 드디어 손을 놓고 걷게 된다. 사람은 태어나 걷기까지 오랫동안 이러한 일련의 과정을 차곡차곡 밟아 가며 몸을 고르게 사용하여 단련한다. 터키시 겟업은 그 과정을 모두 담아내고 있다고 해도 과언이 아니다.

미국의 저명한 물리치료사이자 근력 훈련 코치인 그레이 쿡이 "한 가지 운동을 해야 한다면 겟업을 해라."라고 할 만큼 터키시 겟업의 운동 효과는 탁월하다. 물론 한 가지 운동만으로 모든 것을 해결할 수는 없다. 그렇지만 터키시 겟업이 정말 좋은 올인원 운동인 것만은 사실이다. 되도록 공인을 받은 케틀벨 지도자에게 최소 1회 이상 직접 지도를 받는 게 이상적이지만, 그럴 여건이 되지 않는다면 앞서 소개한 동작들을 충분히 연습한 뒤 맨몸으로, 또는 주먹에 요가 블록이나 신발을 올려놓고 시작하도록 한다. 그리고 연습할 때 꼭 영상을 찍어서 자기의 움직임을 관찰하도록 하자. "모자람은 스스로를 증명한다."

터키시 겟업을 할 때는 모든 동작 사이에 아래 네 가지 사항을 지키도록 한다.

하나, 위로 뻗은 팔의 팔꿈치는 곧게 펴고 손목이 젖혀지거나 구부러지지 않도록 한다.

둘, 위로 뻗은 팔은 몸이 어디에 있든 지면과 수직을 유지한다.

셋, 양쪽 어깨뼈를 몸통에 단단히 붙여 둔다. 다운 독에서 연습한 어깨 상태를 떠올려라.

넷, 호흡은 몸통 전체를 가득 채운다는 느낌으로 하고, 허리가 과도하게 움직이지 않도록 한다.

이 네 가지 사항을 지켜 가며, 케틀벨(혹은 다른 기구)을 들고 누운 자세에서 완전히 일어났다가 다시 눕는 일련의 동작을 한다. 왼팔로 하는 것을 기준으로 각 동작의 세부 사항을 알아보자.

케틀벨 터키시 겟업

1. 누운 상태에서 굴러 일어나 팔꿈치로 지지하기

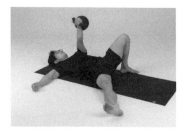

케틀벨을 든 왼팔을 하늘을 향해 뻗고 왼무릎을 굽혀 세운다. 오른팔과 오른다리는 척추선과 45도 정도를 이루도록 벌려 지면에 닿는 면을 널찍하게 만든다. 왼다리로 강하게 바닥을 눌러 오른쪽으로 몸을 굴린다. 이때 오른쪽 팔꿈치로 바닥을 강하게 누르며 오른팔을 몸 쪽으로 당겨 몸을 일으켜 세운다. 지지하는 팔은 인버티드 플랭크를 할 때와 동일하게 힘을 써서 바닥을 밀어 낸다.

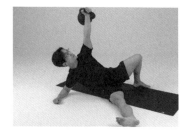

몸통을 천장 쪽으로 밀어 내며 오른쪽
팔꿈치를 펴고 오른손으로 바닥을
지지한다. 이때 지지하고 있는 오른팔을
살짝 바깥쪽으로 돌려서 겨드랑이를 조여
주면 어깨를 견고하게 만들 수 있다.

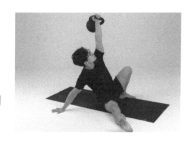

지지하고 있는 오른손과 왼다리로
바닥을 강하게 누르며 엉덩이를 가볍게
들어서 오른다리를 엉덩이 아래로
가져온다. 오른무릎이 오른손 가까이
오면 안정감이 생긴다. 오른다리로
바닥을 밀어 몸을 반듯하게 세운다.
몸이 바로 세워지기 전까지는 시선은
케틀벨이나 왼손을 바라보고, 몸이
반듯하게 세워지면 정면을 본다.
왼다리를 정면으로 이동해 런지 자세를
만든다. 이때 골반은 정면을 향하고
몸통은 플랭크를 할 때와 동일한 상태를
유지한다.

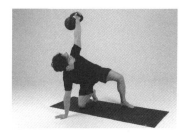

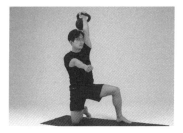

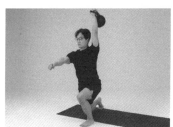

힘을 쓰기 좋은 위치에 왼발을 두고 런지에서처럼 양발로 강하게 바닥을
눌러서 일어난다. 일어날 때 무릎이 안쪽이나 바깥쪽으로 밀려 흔들리지
않도록 엄지발가락으로 바닥을 강하게 누르면서 엉덩이를 단단하게
만든다. 일어난 상태에서 케틀벨을 들고 있는 왼팔이 앞으로 떨어지지
않고 귀 옆에 있도록 조절한다.

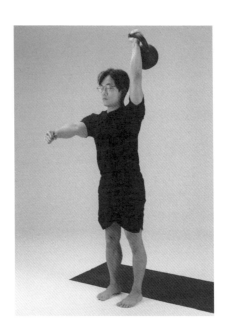

일어서는 자세를 역순으로 하면 된다. 각 단계별 자세를 사진으로
찍었을 때 일어나는 동작과 내려오는 동작이 구분되지 않을 만큼 동일한
자세여야 한다. 앞으로 달릴 수 있으면 뒤로 뛸 수 있듯 움직임의 순서와
방향이 바뀌어도 수행할 수 있다.

나는 개인 수업이나 요가 수업에 오는 분들이 아니더라도, 누구든 온라인을 통해 질문을 해 오면 기꺼이 답변을 한다. 퍼스널 트레이너이자 요가 강사로서 그것이 직업 소명이라고 생각한다. 내 수업을 듣지 않더라도, 몸을 움직이고 운동하는 것에 대해 사람들의 관심이 많아질수록 좋은 일이기 때문이다. 또 좋은 관점과 방식으로 운동하는 사람이 많아지는 게 모두를 위해서도 좋다. 따라서 터키시 겟업뿐만 아니라 앞에서 소개한 모든 운동 동작에 대해서도 온라인 피드백을 제공하고자 한다. 내 이메일 주소(smbahaha@naver.com)로 영상을 보내거나, 자신의 소셜 미디어 계정에 영상을 올린 뒤 문의하면 의견을 보내 드리겠다. 단 온몸이 잘 나오도록 이왕이면 정면, 측면, 후면 모두에서 촬영된 것이 좋다. 그럼 모두들 파이팅!

6

나에게 맞는
적정 운동을 찾아서

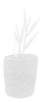

작년부터 품어 온 야심찬 목표는 유튜브 채널을 운영하는 것이었다. 호기롭게 시작은 했는데 영상을 꾸준히 올리지는 못하고 있다. 그냥 채널을 열었다는 데 의의가 있달까. 매일 바삐 돌아가는 수업 스케줄 때문에 영상을 찍어 올리는 게 쉽지 않기도 했지만, 가장 큰 이유는 따로 있었다. 다음과 같은 질문이 계속 떠올랐기 때문이다. '이게 정말 사람들에게 도움이 될까?' '그냥 이렇게 말해도 되는 걸까? 그렇지 않은 경우도 분명히 있는데⋯⋯.'

유튜브 콘텐츠가 성공하기 위한 여러 가지 조건 가운데 '소비가 잘 되는 콘텐츠'가 있다. 그런데 이런 콘텐츠는 속칭 '약을 파는' 정보로 흐르기가 너무 쉽다. 그리고 단정적이고 직관적으로 알아듣기 쉽게 전달하는 데 치우쳐 '맥락'이 제거된 경우가 많다. 목 디스크, 허리 디스크에 좋은 운동이라든지, 하루에 몇 번만 반복하면 살이 빠진다든지 하는 운동 콘텐츠들이 넘쳐나는 건 사용자들의 유튜브 콘텐츠 소비 패턴을 그대로 보여 준다. 그런 콘텐츠가 백해무익이라고 말하려는 건 아니다. 분명 도움이 되는 면이 있을 것이다. 하지만 경우에 따라 그런 콘텐츠는 독이 되기도 한다.

최소한의 운동

피트니스 센터에서도 그와 유사한 장면을 볼 수 있다. 많은 트레이너들이 회원에게 운동을 지도하면서 습관적으로 이렇게 말하는 것이다.

"10회씩 3~5세트를 하세요."

이런 지도 방식에는 어떤 근거가 있는 걸까? 이런 방식이 회원에게 과연 필요할까? 그렇다고 하면 무게나 강도는 어떻게 설정해야 할까? 10회를 겨우 반복할 수 있는 강도여야 할까, 아니면 10회보다 조금 더 할 수 있는 강도여야 할까? 그런데 그 회원이 동작을 정확하게 구사할 수는 있을까?

이렇게 질문을 던지기 시작하면 획일적으로 "이렇게 저렇게 운동하세요."라고 말할 수 없어진다. 고려해야 할 변수가 너무 많아지기 때문이다. 심지어 비슷한 운동 수행 능력과 라이프 스타일을 갖고 있어도 사람마다 성향과 운동에 대한 몰입도가 달라서 운동 프로그램을 달리 해야 하는 경우도 있다.

거듭 이야기했듯 운동 가짓수와 시간을 늘리는 만큼 운동 효용성이 따라서 늘어나는 것은 아니다. 몸은 적절한 휴식과 영양을 토대로 운동이 수행되어야 좋은 쪽으로 변한다. 이 사실을 잊어선 안 된다. 제대로 먹지도 쉬지도 않고 하는 운동은, 운동을 했다는 느낌과 해냈다는 성취감은 안겨 주겠지만 몸을 갉아먹을 것이다. 그래서 나는 회원이 전날 잠을 두세 시간밖에 못 잤다거나, 연일 야근과 회식에 찌들어 있다거나, 감기 몸살로 앓다가 막 나아서 운동하러 나온 상태라면, 수업을 하지 않거나 회복에 도움이 되는 프로그램을 진행한다. 지나치게 스트레스가 심하고 운동에 집중하지 못하는 상태라면 차분히 이야기를 하여 수업을 미루기도 한다. 건강을 위해서는 운동을 어떻게든 해내는 게 중요한 게 아니라, 운동이 필요할 때 영리하게 해야 하기 때문이다.

그럼에도 불구하고 나 역시 회원들에게 기본적으로 각자에게 맞는 '최소한의 운동'을 자주 하라고 권한다. 그렇다면 최소한의 운동이란 무엇일까? 나는 파벨 차졸린의 책《케틀벨 심플 앤 시니스터》에 소개된 미니멈 프로그램을 따르고 있다. 케틀벨 스윙과 케틀벨 터키시 겟업으로 구성된 이 짧은 프로그램은 다양한 신체 활동을 무리 없이 소화할 수 있는 신체 상태를 만들어 주기 때문이다.

시간이 허락하는 한에서 최대한 자주 케틀벨 한 팔 스윙을 한쪽에 10회씩 좌우 번갈아 5세트, 그러니까 총 100회를 하고, 케틀벨 터키시 겟업은 좌우 각 5회씩 총 10회를 하는 이 프로그램은, 단순하여 운동 습관 들이기에 좋을 뿐 아니라 시간 대비 효과 면에서 놀랍도록 효율적이다. 이 프로그램을 수행한 수많은 케틀벨 지도자들과 운동선수들이 체력과 운동 능력이 향상되었다고 증언했다. 나 역시 회원의 체성분과 체력이 개선되는 걸 목격했고, 나 자신의 체력 역시 향상되는 것을 경험하며 대단히 만족해했다. 그뿐만 아니라 적은 시간을 투자해 적절히 날씬하고 근육 잡힌 몸을 유지하면서 먹는 즐거움도 누리며 살 수 있어서 좋았다.

그러나 문제는 이렇게 좋은 미니멈 프로그램을 모두에게 추천할수 없다는 데 있다. 당장 손끝이 발에 닿지도 않을 만큼 엉덩관절이 굳은 현대인들에게 케틀벨 스윙은 허리를 위태롭게 하는 운동이 될 수 있기 때문이다. 플랭크도 쉽게 수행할 수 없고 팔을 머리 위로 바르게 올리기도 어려운 굳은 어깨로 케틀벨 터키시 겟업은 언감생심이다.

그래서 나는 많은 회원들의 경우 이 미니멈 프로그램을 시작할 수 있는 몸 상태를 만드는 것만으로도 중요한 운동 목표가 될 수 있다는 사실을 받아들였다. 또 어떤 사람은 기구를 드는 운동 자체를 죽도록 싫어한다는 사실도 인정했다. 나에게 알맞은 운동법은 내 몸 상태(체력, 움직임 수준 등)와 시간, 내가 접근 가능한 운동 시설, 나의 성향 들을 바탕으로 설정한 나의 운동 목표에 맞추어 정해야 한다.

얼마나 강해져야 할까

부정할 수 없는 중요한 사실은, 운동 목표가 무엇이든 첫 번째 과제는 '강해지는 것'이라는 점이다. 제아무리 개미 같이 날씬한 허리와 늘씬한 다리 라인을 만들고 싶어도, 자기 몸을 가누고 움직일 근력과 동작을 반복할 힘이 없다면 변화는 오지 않는다. 하루하루를 넘기는 것 자체가 힘겨운 몸 상태라면 일단 강해져야 다이어트를 하든 근육을 만들든 할 수 있다.

그렇다면 얼마나 강해질 때까지 훈련해야 할까? 일상에서 맞닥뜨리는 다양한 상황들을 모두 원활하게 소화할 수 있을 만큼 강해지면 더 할 나위 없이 좋을 것이다. 영화에서나 나올 법한 위급 상황도 영화 속 주인공처럼 헤쳐 나갈 수 있는 신체 능력을 갖추게 된다면 걱정할 게 없을 테니까. 하지만 도대체 얼마큼 강해져야 그런 게 가능해질까? 체중의 두세 배를 들어 올릴 만큼 근력을 기르고, 한 팔로 물구나무서기를 할 만큼 운동 능력을 발달시키면 될까? 나는 그런 강함의 기준이 있다는 얘기를 아직 들어 보지 못했다. 설령 그에 맞는 기준이 있다 하더라도 직장에 다니고 집안일을 해야 하는 보통의 사람들에게는 그림의 떡일 뿐이다.

나는 생각한다. 강함에 대한 가장 현실적인 기준은 우선 자신이 평소 하고 있는 신체 활동을 안전하게 견딜 수 있는 만큼 강해지는 것이라고. 육아를 하면서도 허리나 어깨가 아프지 않을 만큼, 매일 아침 출근길에 급하게 달려도 무릎이 아프지 않을 만큼, 취미로 하는 스포츠에서 요구되는 동작을 부상 없이 수행할 수 있을 만큼 강해지는 것이다. 현실적으로 몸이 강하다는 건, 자신이 하고자 하는 어떤 움직임을 특정 강도와 부하가 더해져도 잘 수행할 수 있다는 뜻이기 때문이다.

따라서 얼마나 강해져야 할지에 대한 답은 자기 자신에게서 찾아야 한다. 평소 힘들다고 느꼈던 신체 활동이 무엇인지를 돌아보고 거기서 목표를 찾자. 스포츠를 예로 들자면, 나와 함께 프리 다이빙을 시작한 파트너는 수심 10미터를 견딜 수 있는 호흡기와 코어 능력을 발달시키기 위해 운동하기 시작했다. 파트너에게 '강해져야 하는 수준'은 수심 10미터를 견디며 물에서 놀 수 있는 상태이기 때문이다. 반면 똑같이 프리 다이빙을 취미로 즐기는 나는 무호흡 상태로 수심 30미터 이상 갈 수 있는 무산소 운동 능력을 기르기 위해 훈련한다.

'내가 지금 꼭 견뎌야 하는 수준의 신체 활동은 어느 정도 강도일까? 그리고 지금 내 몸 수준은?'

스스로에게 이 질문을 던져 보고 냉정하고 정직하게 답해야 한다. 헛된 꿈에 끌려가서는 절대로 안 된다. 그 대답에 따라 지금 해야 하는 운동의 종류와 강도가 결정되고, 그 대답이 얼마나 실제와 가까운가에 따라 내 몸의 미래가 좌우되기 때문이다. 소크라테스는 "유일한 선은 앎이요, 유일한 악은 무지다."라고 말했다. 운동에서도 정확히 그렇다. 분명한 앎이라는 토대 위에서 리얼리스트의 태도로 운동에 임하라.

정확하게, 지치지 않게, 자주

그렇다면 강해지기 위한 운동은 어떻게 진행되어야 할까? 앞에서 몸이 강하다는 건 자신이 수행하고자 하는 어떤 움직임을 다양한 상황이 주어져도 잘 수행할 수 있는 것이라고 했다. 다시 말해 강하다는 건 움직임이 원활하게 이루질 수 있을 만큼 그 움직임에 숙련해 있다는 뜻이다. 그러려면 우선 그 움직임을 자주 반복할 필요가 있다.

그런데 운동을 할 때마다 몸이 지쳐 버린다면? 자주 할 수 없게 되므로 그만큼 목표를 이루기 어려워진다. 따라서 자신에게 맞는 적정 운동 수준을 찾아야 하는데, 보통은 자신이 견딜 수 있는 100퍼센트에서 60~70퍼센트쯤의 운동 강도가 알맞다. 또 여러 번 하는 말이지만 매번 나쁜 자세로 동작을 한다면 이 또한 숙련된 움직임이라고 할 수 없을 것이며, 그건 좋은 운동으로 나쁜 몸을 만드는 지름길이다. 그러므로 항상 좋은 자세를 유지하도록 노력해야 한다.

요약하면, 강해지기 위한 운동은 좋은 자세를 지키며, 지치지 않는 선에서, 가능한 자주 반복하는 식으로 진행되어야 한다.

예를 들어 자신이 팔굽혀펴기를 겨우 1회 한다면 그게 자신의 100퍼센트 운동 강도다. 그렇다면 무릎을 대거나 손을 발보다 높은 곳에 짚고 할 경우 5~10회쯤을 편하게 할 수 있을 것이다. 이 정도가 자신에게 맞는 적정 수준이다. 그렇게 가능한 자주 한다. 매일 틈나는 대로, 편하게 할 수 있는 팔굽혀펴기 자세로, 한 번에 5회 내외로 하고서, 스트레칭을 해 준다. 하루 운동하고 며칠 쉬어야 근육이 자란다는 통념에 흔들리지 말자. 당신은 보디빌더도 아니며, 이 정도로 하는 건 그렇게 많이 쉬어야 할 만큼 강한 운동도 아니다. 그러다가 좀 익숙해진 듯싶으면 테스트 삼아 바닥에서 팔굽혀펴기를 해 본다. 바닥에서 팔굽혀펴기를 5회쯤 어렵지 않게 할 수 있게 되었다면, 이제는 바닥에서 하는 팔굽혀펴기를 1~2회씩 가능한 자주 한다.

이런 방식의 접근법을 모든 운동에 적용해 볼 수 있다. 스쾃, 런지, 데드 리프트, 매달리기 등 이 책에서 소개한 동작들만 잘 소화할 수 있어도 좋은 시작점이 될 수 있다.

만약 이런 근력 운동을 수행하는 것 자체가 어렵다면, 걷기와 같은 일상 속의 동작에 같은 접근법을 적용해 본다. 1시간 걷고 죽을 듯이 힘들다면 20분씩 자주 걷는 식이다. 아침 출근길에 걷고, 점심 식사 뒤에 걷고, 저녁 퇴근길에도 걷는다. 그렇게 걷다가 20분이 너무 쉬워져서 지루해졌을 때 다시 1시간을 걸어 본다. 1시간 30분쯤 걸을 수 있게 된 자신을 발견하게 될 것이다. 이때 운동 강도를 조금 높이면 된다.

회원들에게 이렇게 설명하면 거의 똑같은 질문이 되돌아온다.

"그럼 어떤 동작을 해야 하나요?"

피트니스 잡지나 온라인에서 접할 수 있는 운동 동작은 상상을 초월할 정도로 많지만, 중요한 건 몸이라는 기준을 큰 카테고리로 나누어 사고하는 것이다. 근육별로 하나하나 나누는 건 보디빌딩이나 재활 같은 특수한 경우를 빼고는 현실적이지 않다. 내 생각에 카테고리 구분은 하체 운동, 상체 밀기, 상체 당기기, 이렇게 세 가지면 충분하다. 거기에 하나 더, 되도록 한 동작 안에서 여러 관절을 함께 움직일 수 있는 운동을 먼저 선택한다.

지금까지 소개한 운동 가운데 하체 운동으로는 힙 힌지(무게를 들고 하면 데드 리프트), 스쾃, 런지 중에서 고를 수 있다. 상체 밀기는 플랭크가 기본이고, 이게 쉽다면 팔굽혀펴기를 하면 된다. 상체 당기기에는 매달려서 하는 모든 운동이 해당되고, 팔을 등 뒤로 뻗고 수행하는 인버티드 플랭크도 여기에 들어간다. 이런 기초 동작을 수행하면서 엉덩관절과 어깨와 척추라는 큰 구조를 잘 통제할 수 있게 되면, 각 동작에 무게를 더하거나 난이도를 높이면 된다.

운동 순서는
생각보다 단순하다

자주 할 운동이 무엇인지 정리된 다음에 마주하는 질문은 '어떤 순서로 운동해야 하나?'일 것이다. 정답은 없다. 내 몸이 느끼기에 가장 쾌적한 순서로 하면 된다. 구체적인 프로그램을 처방전처럼 내놓을 수 있으면 정말 좋겠지만, 알다시피 우리 몸은 제각각 다르다. 몸뿐만 아니라 지금껏 경험한 신체 활동, 현재 유지하고 있는 라이프 스타일, 휴식과 영양 상태까지 가지각색이다. 따라서 운동 순서도 사람에 따라 다를 수밖에 없다.

획일화된 구체적인 프로그램은 누군가에겐 약이 되지만 누군가에겐 독이 될 수 있다. 하지만 제한된 시간에 최적의 효과를 안전하게 발휘하기 위한 대략적인 틀은 존재한다.

관절을 충분히 예열하고 다각도로 움직일 수 있게 준비한 뒤에, 최대한 많은 관절을 사용하는 복합적인 동작을 먼저 반복한다. 동작이 복합적일수록 조절이 어려워서 조금이라도 지치면 좋은 자세를 잃어버리기 쉽기 때문이다. 상체 운동과 하체 운동을 같은 날 한꺼번에 한다면 일반적으로 상체 운동을 먼저 한 뒤에 하체 운동을 할 것을 권장한다. 대체로 하체 운동이 구조상 온몸에 부담을 주어 몸을 더 많이 지치게 하기 때문인데, 굉장히 무거운 기구를 사용하는 게 아니라면 사실 별 차이는 없다. 전체 운동을 원활하게 수행할 수 있도록 순서를 배치해 실행해 보고, 몸이 들려주는 소리를 듣는다. 면밀히 듣고 자기 몸에 맞도록 운동 순서를 조금씩 조정해야 한다.

참고가 될까 하여 내가 회원들과 함께 진행하는 운동 프로그램을 큰 틀에서 소개하겠다.

운동 경험이 거의 없고 개인 수업을 10회 내외로 진행하는 동안 몸에 특별한 문제가 없는 회원이라면, 각 관절을 능동적으로 움직이며 몸을 풀어 주고 난 뒤에 힙 힌지 연습을 한다. 플랭크와 매달리기는 힙 힌지를 하는 사이사이에 섞기도 하고 하체 운동을 모두 마무리한 뒤 할 수도 있다. 운동 강도를 높이고 싶어 하는 회원에게는 당장 무게를 더하거나 운동을 반복하는 횟수를 늘리기보다는, 일주일 동안 수행하는 빈도를 늘리거나 걷거나 달리는 시간을 늘리는 쪽으로 조절해 간다.

힙 힌지, 스쾃, 런지, 플랭크와 같은 기본 움직임을 충분히 익힌 회원들과는 대체로 각 동작의 부하를 높이는 프로그램을 먼저 실시한다. 부하가 더해진 상태에서도 기본 움직임을 유지할 수 있다면 움직임을 더욱 견고하게 조절할 수 있기 때문이다. 이 단계에서는 상체 운동과 하체 운동을 나눠서 실시한다. 또한 본 운동 전에 그날 주로 사용하는 관절을 미리 많이 풀어 준다. 앞서 소개한 엉덩관절 스트레칭이나 어깨 관절 움직임 연습뿐만 아니라 핵심 코어 운동을 준비 운동으로 한다.

6개월 이상 수업을 진행한 회원들과는, 움직임이 적절히 조절되고 있다는 전제 아래 케틀벨 터키시 겟업과 같은 동작으로 전신 운동을 하고, 조금 무거운 기구를 사용하는 데드 리프트나 스쾃, 또는 런지를 수행한다. 체력에 여유가 있다면 상체 밀기나 당기기 운동을 추가로 진행한다. 이 정도 단계까지 나아갔고 특별한 문제가 없다면 케틀벨 터키시 겟업과 케틀벨 스윙을 핵심 운동으로 정해서 반복 수행하면서 다양한 운동 동작을 추가로 병행한다.

이렇게 50분 동안 개인 수업을 진행한다. 운동 가짓수는 많지 않다. 하지만 동작이 정확해지고 여기에 부하가 더해지기 시작하면 더할 나위 없이 충분하다. 충분히 힘들지만 그렇다고 죽을 것처럼 괴롭지는 않은 운동 강도다. 이런 프로그램을 수행하는 분들은 평범한 회사원이고, 주부이고, 학생이다. 그리고 이분들은 한결같이 이렇게 이야기한다.

"이렇게 운동하면 아프지 않으면서 몸은 좋아지는 거 같아요."

근육통이 생기고 온몸을 두드려 맞은 듯이 괴로워야 운동이 된다는 집착에서 벗어나, 쾌적하고 에너지 넘치게 운동을 즐길 수 있다는 데 주목하기 시작하면, 더 자주 더 오래 운동을 할 수 있다. 당장 다음 달에 피트니스 대회에 나가서 수영복을 입고 무대에 서야 하는 게 아니라면, 모든 운동은 나를 건강하고 강하게 만들어야 한다. 또 운동을 한 후 지치기보다는 더 에너지가 넘쳐야 한다. 언제라도 부담 없이 할 수 있는 강도와 동작으로 가볍게, 그리고 자주 운동을 해 보자.

쉬어야 할 때를
안다는 것

다양한 회원들의 건강관리를 도와 개인 수업을 진행하면서 발견한 흥미로운 사실이 하나 있다.

회원들 대부분이 사무직 직장인이다 보니 평소에는 마음처럼 몸이 잘 안 움직여지거나 금방 지치거나 한다. 피로도 많이 쌓이고 업무 스트레스도 많기 때문일 것이다. 그런데 그런 분들이 여름휴가를 다녀오거나 연휴를 보내고 돌아오면, 그간 운동을 쉬었음에도 오히려 더 좋은 퍼포먼스를 보여 주는 경우가 많다. 그럴 때마다 회원들에게 웃으며 하는 말이 있다.

"역시 사람은 잘 쉬어야 합니다."

중장기 운동 프로그램에 꼭 배치해야 하는 것이 있다. 바로 '디로딩(deloading)'이다. 디로딩이란 일정 기간 동안 운동 부하를 줄이는 것이다. 예를 들어 올림픽이 끝난 뒤 선수들이 한 달간 휴가를 떠난다거나, 프로 선수들이 시즌을 마치고서 두 달쯤 개인 훈련을 하며 각자 시간을 보내는 게 바로 디로딩이다. 디로딩은 장기간 이어 온 운동 자극에 몸이 적응하고 회복할 시간을 준다. 특히 본인이 수행할 수 있는 최대 운동 강도로 훈련해 왔다면 디로딩이 반드시 필요하다. 그리고 운동이란 사실 몸에 긍정적인 '스트레스'를 주는 활동이다. 긍정적이어도 스트레스는 스트레스이므로 풀어 줄 필요가 있다.

디로딩을 권하면, 적지 않은 회원들이 자기는 평범한 일반인이고 운동도 잘하지 못하니 필요 없다고 잘라 말한다. 가뜩이나 잘 안 되는데 무슨 휴식이냐는 뜻이다. 한 번이라도 더, 쉼 없이 해야 나아지지 않겠느냐는 생각이다. 그래서 연휴를 앞두고는 쉬는 동안 어떻게 운동해야 할지 걱정한다. 정말 열성적이던 어느 회원은 2주 동안의 유럽 여행에서 틈틈이 할 운동 프로그램을 짜 달라고 요구한 적도 있었다. 심지어 도보 여행이었는데 말이다.

대다수 일반인들은 운동도 힘들게 하지만 회복은 더 어려운 삶을 살고 있다. 잠이 부족한 건 물론이고, 운동을 한 날에도 회식 자리에 나가 과음을 하는 경우도 적지 않다. 어쩌면 보통의 사람들에게는 운동보다 회복이 더 필요한 게 아닐까. 나도 예전에는 평소에도 운동을 제대로 못 하니 연휴나 휴가처럼 시간도 많고 몸도 편할 때 더 열심히 해야 한다고 생각했다. 회원들에게도 어떻게든 운동을 하라고 재촉하며 운동 프로그램을 짜서 건네곤 했다. 그런데 지금은 나를 비롯한 평범한 사람들의 삶 속에서 운동이 어떻게 이루어지고 있는지를 바라보면서 휴식의 필요성을 절감한다.

물론 일주일에 한 번 겨우 운동하거나 한 달에 두 번 수업을 나오는 분들에겐 운동을 꾸준히 해야 한다고 강조한다. 하지만 바쁜 와중에도 어떻게든 규칙적인 운동을 해 온 사람이라면 연휴나 휴가 기간에 온전히 쉬어야 한다. 충분히 자고, 좋은 음식을 먹고, 아름다운 걸 보고 듣고 느끼는 시간을 보내야 한다. 휴양지에 가서 운동을 생각하는 건 영어 시험을 볼 때 수학 시험을 걱정하는 것과 같다. 그래서 이제는 휴식을 앞두고 운동을 걱정하는 분들에게 이렇게 말한다.

"많이 주무시고, 가족과 자주 산책하세요."

디로딩도 현명한 운동 전략이라는 사실을 기억하자.

운동을 위한 운동보다는
삶을 위한 운동을

나는 정기적으로 요가 지도자 과정에서 수업을 진행한다. 2주간의 합숙으로 진행되는 요가 지도자 과정에서는 아침 6시부터 밤 10시까지 요가 수련과 이론 공부, 지도 연습이 강도 높게 진행된다. 이 과정을 경험하면 참가자들의 몸과 마음이 굉장히 강해진다. 그래서 과정이 끝난 뒤에도 강도 높은 수련을 계속하고 싶은 의욕에 불타오르는 참가자들이 많다. 힘든 과정을 이겨냈으니 조금만 더 노력하면 더 빨리 더 높이 성장할 수 있을 것처럼 느껴지기 때문이다. 이때 나는 말한다.

"일상으로 돌아가서 가장 먼저 할 일은 푹 쉬는 거예요."

2주 동안 인생에서 경험할 수 있는 가장 밀도 높은 수련과 공부를 하며 온 에너지를 쏟았다면, 지금 당장은 의욕이 넘치더라도 반드시 쉬어야 한다. 쉬면서 앞으로 다가올 수련에 대비해 몸과 마음을 재정비해야 한다. 그리고 일상 속에서는 합숙 때와 같이 수련을 하려야 할 수도 없다. 일상에 맞는 수련은 따로 있다. 따라서 의욕이 넘치더라도 아주 낮은 강도로 서서히 시작하여 자기만의 방식을 찾아가는 게 현명하다. 의도적으로 중단하고 전략적으로 재개하는 것이다. 이를 가볍게 여긴 몇몇 수련자들은 십중팔구 크고 작은 부상을 겪었다. 나도 그중 한 명이다. 내 척추는 계획적인 디로딩이 있었다면 더 건강했을 것이다.

디로딩은 회복과 성장을 위해서도 의미가 있지만 삶을 더 윤택하게 하는 데도 큰 도움을 준다.

운동을 하는 데 관심을 두고 열과 성을 다해 몰입하다 보면 잊거나 놓치고 지내는 것들이 생겨난다. 우리에게는 24시간만이 주어져 있기 때문에, 운동에 할애하는 시간만큼 다른 무언가를 포기해야 한다.

그런데 포기해야 하는 그 무언가는 삶에 꼭 필요한 것일 수도 있다.

앞서 이야기한 요가 지도자 과정에 강사로 참여하면 2주간 집을 비우게 된다. 파트너와도 떨어져 지내야 하고 반려견과도 함께 있을 수 없다. 일탈의 기쁨을 주는 야식도, 이른 아침 강아지와 함께하는 산책도 할 수 없다. 성장의 대가로 일상의 행복을 포기하는 것이다. 그래서 나는 일정을 마치고 집으로 돌아오면 최소 일주일간은 요가 수련에 대해 생각하지 않는다. 요가 수련은 내 우선순위에서 밀려나 있다. 시간이 되고 마음에 여유가 생긴다면 요가 수련을 하지만, 수련하기 위해 애써 시간을 내려고 하지는 않는다. 의도적인 디로딩이다. 대신 파트너와 시간을 보내며 관계를 돈독하게 하고, 강아지와 교감하며 정서적으로 안정감을 느낀다.

놀라운 건, 그럴 때 내가 의도한 대로 운동할 수 있다는 것이 얼마나 큰 행복이고 행운인지를 느끼게 된다는 점이다. 이게 다가 아니다. 디로딩을 마치고 서서히 운동을 재개할 때면 더 큰 깨달음과도 만난다. 일상에서 무의식적으로 반복해 온 내 움직임이 내 몸을 어떻게 바꾸어 놓았는지를 여실히 느끼는 것이다. 어떤 때는 오른쪽 엉덩관절이 너무 타이트하게 느껴지고, 또 어떤 때는 느슨해진 복부가 느껴진다. 이와 같은 불편함이나 부족함은 더 배울 것이 있다는 신호다. 따라서 디로딩 이후 나의 운동과 수련은 그런 점을 개선하는 쪽까지 폭이 더 넓어진다.

이처럼 디로딩은 삶의 질을 높이기 위해서도, 운동 매너리즘에 빠지지 않고 운동을 개선하기 위해서도 꼭 필요하다. 인생과 운동은 경마가 아니다. 강하게 몰아붙이는 열정과 끈기도 필요하지만 경주마처럼 앞만 보고 달려가는 것만으로는 한계가 있다. 좌우를 돌아보기도 하고 잠시 멈출 필요도 있다.

그때 비로소 보이고 느껴지는 것이 있다.

운동은 숨쉬기부터

2년 전쯤, 바쁜 수업 스케줄을 마무리하고 집으로 가는 길에 갑자기 가슴이 답답하고 머리가 아파 왔다. 다음 날 스케줄을 조정해 달라는 회원의 메시지를 받고는 갑자기 화도 났다. 나도 모르게 욕설을 뱉으며 죄 없는 가로수를 걷어차고 소리를 질러 댔다. 그날은 좋지 않은 태도를 보이는 방문 고객을 상담하느라 올라오는 화를 참았고, 운동하기 싫다며 떼아닌 떼를 쓰는 회원의 수업을 끌고 가느라 정신적으로 녹초가 된 날이었다. 유독 심한 날이긴 했지만 그렇다고 비슷한 경험이 없지도 않았다. 그런데 이상하게 화가 몹시 났고 표현하기 힘들 정도로 가슴이 갑갑해서 자꾸 소리를 지르고 싶어졌다.

이게 시작이었다. 잦은 노쇼 때문에 불쾌했던 한 회원과의 유쾌하지 않은 대화가 있던 날, 잠재되어 있던 문제가 표면으로 드러났다. 화가 통제되지 않았다. 집에 와서는 온갖 집기를 벽에 집어 던지고 고함을 지르

190

기 시작했다. 가족들이 달려와 끌어안고 말리고 나서야 진정이 되었다. 그때, 이건 스스로 해결할 수 있는 상태가 아니라는 느낌이 왔다. 다음 날 바로 신경정신과를 찾았다. 심각한 우울증을 앓거나 공황장애로 괴로워하는 분들에 비하면 나는 티도 안 나게 감출 수 있는 수준이었다. 그렇지만 우울증 치료제를 먹고, 분노 조절을 위해 상담을 받아야 했다. 지금도 아주 적은 양이지만 약을 먹는다. 내가 모르는 내 약점을 관리하기 위한 의례적인 조치로 받아들이고 있다.

내가 할 수 있는 것과
할 수 없는 것

그런데 한 가지 궁금증이 생겨났다. 같은 센터에서 일하는 다른 강사들이나 비슷한 환경에서 일하는 요가 강사들도 나만큼이나(혹은 나보다 더) 불쾌하고 힘든 일들을 경험할 텐데, 왜 나만 유별나게 감정이 내 통제를 벗어나 춤추게 했을까? 그리고 그 춤추는 감정이 나를 짓밟게 두었을까?

함께 일하는 강사들의 배려, 파트너의 격려, 부모님의 관심, 약물과 전문가의 도움에 힘입어 감정의 몽니에 맞설 힘이 생겼을 때 즈음 이 문제를 차근차근 돌아보기 시작했다. 그리고 주변을 살펴보았다. 같이 일하는 강사들도, 파트너도, 부모님도, 회원들도, 심지어 나를 상담해 주는 정신과 전문의도 모두 스트레스를 받고 있었다. 스트레스를 가하는 외부 상황은 언제나 있다. 꼰대는 어느 집단에나 있고, 갑질 고객은 어느 때고 한 명은 있기 마련이다. 그러나 스트레스를 받아들이는 방식은 모두가 다르다. 스트레스를 받으면 그 사건, 인물, 상황 자체에 몰두하고 맞서 싸우는 나와 달리, 한결같이 밝은 파트너는 스트레스를 주는 요인에서 빨리 벗어나 주의를 환기시키는 방법을 알고 있었다. 보살 같은 어머니는 스트레스에 가치를 두지 않는 유연한 사고방식을 삶에서 터득하고 계셨다. 정신과 전문의는 통제 욕구를 바라보라는 놀라운 통찰을 알려주었다. 나는 점차 스트레스를 주는 상황은 내 영역이 아니지만 그걸 수용하고 해석하는 방식은 내 영역이라는 걸 알아차리기 시작했다.

외부 환경에는 우리가 통제할 수 있는 것보다 통제할 수 없는 게 더 많다. 그런데 우리는 통제할 수 없는 것에 엄청나게 집착한다. 출근 시각이 임박했을 때 지하철은 너무 느리게 간다. 그래서 우리는 마음을 졸인다. 하지만 사고가 나지 않는 한 지하철은 늘 같은 속도로 달린다. 설사 지하철이 늦게 와서 천천히 달린다 해도 그건 내가 통제할 수 있는 영역이 아니다. 이와 달리 지금 발을 동동 구르며 스트레스를 받을지, 아니면 늦을 수도 있다고 회사에 얼른 연락하고 현 상황을 받아들일지는 내가 통제할 수 있다. 이렇게 통제할 수 있는 영역이 일상에 가득한데 우리는 모르고 지나치는 경우가 많다.

통제할 수 있는 부분에 주목하기 시작하면서부터 많은 게 달라지기 시작했다. 일을 하면서 느끼는 불안감도 줄어들고, 퍼포먼스가 뛰어난 동료 강사들을 바라보며 나도 어서 성장해야 한다고 생각하던 조급증에서 벗어나 오늘의 훈련에 집중하게 되었고, 눈앞에 있는 회원에게 주목하는 습관도 자리잡았다. 지금 당장 내가 어떤 무게의 기구를 들지 못하거나 어떤 요가 동작을 해낼 수 없어도 괴롭지 않게 되었다. 그건 그냥 나의 현재 상태일 뿐 그 이상도 그 이하도 아님을 받아들이게 되었다. 이렇게 관점이 바뀌면서 수업에서 전하려는 나의 메시지도 따라 변했다.

개인 수업을 받는 회원들은 습관처럼 말한다.

"아, 살 빼야 하는데……."

예전이었다면 이런 회원 앞에서 식이 관리가 어떻고, 운동은 현재 어떠하며, 그래서 이러이러한 걸 해야 한다고 일장 연설을 늘어놓았을 것이다. 그러나 이제는 이렇게 말한다.

"살이 빠지는 속도는 회원님이 온전히 통제할 수 없지만, 지금 해야 하는 운동을 정성껏 하는 건 통제할 수 있어요."

무슨 도 닦는 소리를 하느냐는 표정을 짓다가도 다들 이 말을 납득한다. 운동하러 와서 해야 하고 할 수 있는 건 운동을 하는 것뿐이다. 오늘 회사에서 자신을 괴롭힌 상사나 아직 남아 있는 일을 생각한다고 해서 그런 게 해결되지는 않는다. 살을 빼거나 근육을 만드는 건 현재의 내가 운동을 해야 가능한 미래의 일이다. 우리가 통제할 수 있는 건 벌어질지 안 벌어질지 모르는 미래의 사건이나 일이 아니다. 과거에 이미 생겼던 일은 더더욱 아니다. 오직 지금 눈앞에 마주한 사람을 어떻게 대하고, 당장 해야 하는 그 무언가를 할지 말지만 우리는 통제할 수 있다.

목표는 미래를 향한 생각일지라도 지금 이 순간 실천하는 움직임은 현재를 관통하는 생각이 지배한다. 따라서 어떤 목적으로 운동을 하든 그 운동이 지속 가능하고 성공적이려면 오로지 현재에 초점을 두어야 한다.

일단 운동복(막 입어도 되는 모든 옷이 운동복이다.)을 입는다. 그다음 운동하는 공간(움직이기 용이한 곳이면 다 가능하다.)으로 간다. 그리고 그곳에서 당장 할 수 있는 무언가를 한다. 지속 가능한 운동의 시작점은 사실 여기에 있다. 그럴싸한 프로그램이나 멋진 피트니스 센터, 번쩍이는 운동 기구가 만들어 주는 것이 아니다.

이러한 생각의 전환이 있고 난 뒤, 나는 속옷 한 장 입고 누울 수 있는 공간이 있는 거실에서 케틀벨 하나와 낡은 요가 매트만으로도 운동을 할 수 있다는 사실을 깨닫고 실천하게 되었다. 회원들이 "혼자서 운동할 때 무얼 해야 하나요?"라고 질문하면 이젠 구구절절 이야기하지 않는다. 그 회원이 최소한으로 해야 한다고 생각하는 것만 하나 추천한다. 그 하나에 집중하면 스스로 운동을 반복하는 게 가능해지고, 그러면 다른 동작도 시도해 볼 여지가 생겨난다. 최소한의 운동은, 그것만 하더라도 도움이 되지만, 그것이 다양한 도전으로 확장되는 시작점이 될 수 있기 때문에 의미가 더 크다.

현재를 사는 것은 에크하르트 톨레를 비롯한 수많은 영성 지도자들이 강조하는 태도이기도 하다. 또한 생각을 자기 자신이라고 착각하는 오류에서 벗어나 '진정한 나'를 찾아가는 요가 수련에서도 현재의 중요성을 이야기한다. 이런 가르침은 우리의 삶 자체를 관통하는 중요한 관점이다. 지금 할 수 있는 운동을 하는 건 이 깨달음을 몸에 배게 하는 하나의 방식이기도 하다. 운동을 통해 몸의 건강뿐 아니라 마음의 성장까지 돌볼 수 있다는 건 굉장한 일 아닐까!

다시 호흡으로

내가 일하는 곳에는 금융권에서 근무하는 직장인들이 많이 찾아온다. 그들에게는 공통점이 하나 있는데, 바로 숨을 잘 쉬지 못한다는 점이다. 운동을 하고 있는데도 하품을 하여 숨을 충분히 마시고 내뱉으라고 말씀드리면 십중팔구는 몸을 크게 뒤로 젖혀서 어깨를 들었다가 내려놓으면서 숨을 쉰다. 스트레스를 많이 받으며 책상에 앉아 종일 일하다 보면 어깨가 올라가 귀에 가까워지고 가슴은 오목하게 굽는데, 그러면 가로막이 주도하는 자연스러운 호흡이 약해져서 목과 어깨 근육으로 갈비뼈를 들어 올리며 숨을 쉬어야 긴 호흡이 가능해지기 때문이다. 개중에는 스트레스를 너무 많이 받아서 가만히 누워서 하는 호흡 연습에도 집중하지 못하고, 꼬리에 꼬리를 무는 생각에 시달리는 사람도 있다.

스트레스를 만났을 때 우리 몸은 대체로 비슷한 반응을 보인다. 자기도 모르게 긴장 상태에 돌입해서 몸에 힘이 들어가 움츠러들고 호흡이 짧고 빨라진다. 금융권에서 온 회원들은 이러한 몸의 변화를 눈치채지 못하고 그냥 지나쳐 온 세월이 길다 보니 숨도 제대로 못 쉬는 상태에까지 이른 것이다.

이런 분들을 보며 나는 호흡 연습의 중요성을 다시금 깨닫게 되었다.

호흡은 자신이 평소 얼마큼의 스트레스를 받으며 지내는지, 또 스트레스 상황을 만나면 자동으로 어떻게 반응하는지, 일상에서 한 자세(주로 의자에 앉은 자세)로 얼마나 오래 지내는지를 간접적으로 보여 주는 지표다. 따라서 자기 호흡을 살피는 일은 회원 스스로 자신을 돌아보게 하는 중요한 계기가 된다. 또한 호흡 연습은 생각에 끌려 다니느라 현재에 집중하지 못하는 회원의 의식을 지금 이 순간으로 데려오는 강력한 도구 역할도 한다.

회원들 가운데는 처음 하는 동작을 만나거나 다뤄 보지 않았던 기구만 보고서도 갑자기 숨을 얕게 쉬는 분들이 있다. 아니면 아예 숨을 내뱉지 않고 얼굴이 하얗게 될 때까지 참으며 동작을 하는 분들도 있다. 그럴 때 나는 큰 소리로 흐읍 후우~ 하며 호흡 리듬을 맞춰 준다. 옆에서 숨을 마시는 소리와 내뱉는 소리를 조금 과장되게 표현하며 계속해서 호흡을 강조한다. 몸을 움직이는 사람으로 하여금 의식적으로 동작과 호흡을 조절할 수 있도록 보조해 주는 것이다. 이렇게 호흡을 의식적으로 조절하기 시작하면 많은 경우 몸의 움직임도 따라서 개선된다. 원래는 아홉 번 하던 스쾃을 열 번 하기도 하고, 평소보다 몸이 더 유연하게 움직여지기도 한다.

무의식의 영역에 남겨 두었던 호흡을 의식의 영역으로 데려와 가꾸어 가면 마음뿐만 아니라 몸도 달라지는 것이다.

호흡은 생존의 핵심 전제 조건이며, 육체를 움직이는 시작점이다. 그리고 무의식에서 이뤄지는 반복 행동을 의식적인 조절로 전환하는 연결

고리이기도 하다. 호흡에서 시작한 운동은 몸을 더 건강하게 만들고, 운동을 좀 더 편안하게 만든다. 그리고 호흡에 주목하는 관점은 몸을 넘어서 마음까지 어루만지는 보다 확장된 건강관리를 가능하게 한다.

요즘엔 요가와 명상이 주목을 받으면서 숨쉬기에 관한 책들도 제법 많이 나오고, 쉽게 얻을 수 있는 호흡 관련 정보도 많아지고 있다. 여전히 근육 만들기나 다이어트만큼 인기 있는 주제는 아니지만 의미 있는 트렌드라고 생각한다. 호흡 수련이나 명상에 관한 내용을 깊게 다루지는 않았지만, 이 책이 적어도 호흡의 중요성과 가치를 다시금 돌아보도록 하여 몸의 근육뿐 아니라 마음의 근육까지 키울 수 있는 계기가 되었으면 한다. 그래서 호흡에서 시작된 운동은 몸뿐만 아니라 삶 전체를 바꿀 수 있는 놀라운 활동이라고 모두가 느끼면 좋겠다.

여기까지 함께한 여러분이 그렇게 되기를 응원하며 책을 마무리한다.

이 책에서 소개한 운동

이 책에서 소개한 운동을 찾아보기 쉽도록 가나다 순으로 쪽수와 함께 정리했습니다. 저자의 유튜브 채널에 운동 영상이 일부 올라가 있으니 참고해 보세요.

**JeLeeTV
(제리티비)**

남의 체력은 탐내지 않는다

© 이우제 2020

2020년 4월 29일 초판 1쇄 발행

지은이 이우제
펴낸이 류지호 · **상무이사** 양동민 · **편집이사** 김선경
편집 이기선, 정회엽, 곽명진 · **디자인** 김효정
제작 김명환 · **마케팅** 김대현, 정승채, 이선호 · **관리** 윤정안

펴낸 곳 원더박스 (03150) 서울시 종로구 우정국로 45-13, 3층
대표전화 02) 420-3200 · **편집부** 02) 420-3300 · **팩시밀리** 02) 420-3400
출판등록 제300-2012-129호(2012. 6. 27.)

ISBN 979-11-90136-13-6 (03510)

이 도서의 국립중앙도서관 출판시도서목록(CIP)은
서지정보유통지원시스템 홈페이지(http://seoji.nl.go.kr)와
국가자료공동목록시스템(http://www.nl.go.kr/kolisnet)에서 이용하실 수 있습니다.
(CIP제어번호: CIP2020016229)

- 잘못된 책은 구입하신 서점에서 바꾸어 드립니다.
- 독자 여러분의 의견과 참여를 기다립니다.
  블로그 blog.naver.com/wonderbox13 · 이메일 wonderbox13@naver.com